D1508427

L'AUTOGUÉRISON

L'AUTOGUÉRISON

COMPRENDRE LA SIGNIFICATION RÉELLE DE LA MALADIE

CAROL RITBERGER, PH.D.

Traduit de l'anglais
par Marie Gonthier

Copyright © 2008 Carol Ritberger
Titre original anglais : Healing Happens with your help
Copyright © 2009 Éditions AdA Inc. pour la traduction française
Cette publication est publiée en accord avec Hay House Inc.
Tous droits réservés. Aucune partie de ce livre ne peut être reproduite sous quelque forme que ce soit sans la permission écrite de l'éditeur,
sauf dans le cas d'une critique littéraire.

L'auteure de ce livre ne dispense aucun avis médical ni ne prescrit l'usage d'aucune technique en guise de traitement médical. Le seul
but de l'auteure est d'offrir une information générale afin de vous guider dans votre quête de bien-être émotionnel et spirituel. L'auteure
et l'éditeur ne doivent être tenus responsables d'aucune manière que ce soit de tout usage personnel des information contenues dans ce
livre.

Syntonisez radio Hay House sur : www.hayhouseradio.com

Éditeur : François Doucet
Traduction : Marie Gonthier
Révision linguistique : L. Lespinay
Correction d'épreuves : Nancy Coulombe, Sylvie Valois, Suzanne Turcotte
Montage de la couverture : Matthieu Fortin
Photo de la couverture : © istockphoto
Mise en pages : Sébastien Michaud
ISBN 978-2-89565-831-3
Première impression : 2009
Dépôt légal : 2009
Bibliothèque et Archives nationales du Québec
Bibliothèque Nationale du Canada

Éditions AdA Inc.
1385, boul. Lionel-Boulet
Varennes, Québec, Canada, J3X 1P7
Téléphone : 450-929-0296
Télécopieur : 450-929-0220
www.ada-inc.com
info@ada-inc.com

Diffusion
Canada :   Éditions AdA Inc.
France :   D.G. Diffusion
                  Z.I. des Bogues
                  31750 Escalquens —France
                  Téléphone : 05.61.00.09.99
Suisse :   Transat – 23.42.77.40
Belgique :   D.G. Diffusion – 05.61.00.09.99

Imprimé au Canada

Participation de la SODEC. $\mathcal{S}$ODEC

Nous reconnaissons l'aide financière du gouvernement du Canada par l'entremise du Programme d'aide au développement de l'industrie de
l'édition (PADIÉ) pour nos activités d'édition.
Gouvernement du Québec – Programme de crédit d'impôt pour l'édition de livres – Gestion SODEC.

**Catalogage avant publication de Bibliothèque et Archives nationales du Québec et Bibliothèque
et Archives Canada**

Ritberger, Carol

    L'autoguérison : comprendre la signification réelle de la maladie
    Traduction de: Healing happens with your help.
    ISBN 978-2-89565-831-3

    1. Guérison. 2. Médecine psychosomatique. I. Titre.

RZ999.R5814 2009   615.5'3   C2009-941145-8

Ce livre est dédié à
Cynthia Franke, notre fille ;
elle s'est guérie elle-même parce
qu'elle croyait pouvoir le faire.

TABLE DES MATIÈRES

La maladie se situe au-delà des évidences

L'objectif de ce livre est tout simple : on y traite de l'autoguérison et des moyens à prendre pour se soigner. La chose n'est pas facile à réaliser pour autant, car la façon dont vous vous engagerez dans le processus sera fortement influencée par vos perceptions.

Laissez-moi vous expliquer. Si vous croyez que la maladie dépend de facteurs externes — virus, infections bactériennes, contaminants environnementaux ou substances ingérées, par exemple — votre approche thérapeutique sera concentrée principalement sur les besoins du corps. Si vous considérez la maladie comme une sorte de dette psychologique que vous devez payer parce que vous avez fait une erreur, vous aurez du mal à la percevoir comme une occasion d'en apprendre davantage sur vous-même, et à comprendre que cette maladie constitue un puissant catalyseur pour changer ce qui vous chagrine et vous fait souffrir dans la vie. Si vous attendez des autres qu'ils vous guérissent ou si vous êtes convaincu qu'un traitement, valable pour l'un, l'est aussi pour l'autre, vous ne comprendrez pas que la maladie est une quête personnelle de *complétude*. Plus important encore, si vous estimez que la maladie se situe au niveau des évidences, vos chances de parvenir à vous guérir seront considérablement réduites. Car le problème ne se pose pas au niveau des apparences : il dépend plutôt de facteurs sous-jacents qui exercent un impact énorme sur chaque aspect de votre existence.

La maladie est liée à ce qui est profondément enfoui dans la psyché humaine — les pensées, les émotions, les attitudes, les croyances, les perceptions et les thèmes centraux qui influencent notre façon de penser, de nous percevoir, d'agir, d'interpréter la réalité ainsi que notre croyance ou notre scepticisme en ce qui concerne l'autoguérison. La maladie reflète les histoires de notre vie et dévoile l'influence du conditionnement sur le sens que nous donnons à notre moi. Elle n'influence pas seulement le corps : elle a aussi un impact sur le mental, l'énergie corporelle et l'âme. D'une certaine façon, elle représente une rupture psycho-spirituelle entre ces éléments et elle signale à notre attention les changements qui s'imposent afin de recouvrer la santé.

Grâce à la connexion âme/corps/esprit, la maladie révèle où se logent, sous forme d'énergie, les émotions négatives ; elle indique également les zones de la colonne vertébrale où viennent s'ancrer les peurs et les croyances. Comme la maladie dépasse le simple niveau des apparences, nous devons faire plus que répondre aux besoins de l'organisme : pour la traiter, nous devons agir à la source même de la rupture — la raison ou le mental. À défaut d'un changement de l'état mental, l'âme, l'énergie corporelle et le moi physique demeurent à la merci de facteurs profondément enfouis dans les mécanismes de l'esprit.

La perception de la séparation

Tout au long de l'histoire de la médecine, les physiciens et les métaphysiciens se sont entendus sur l'identification des facteurs contribuant à l'apparition de la maladie. Ils ont compris que, pour régler le problème, ils devaient guérir le moi dans sa totalité et que tout commençait avec l'état mental. Mais alors, qu'est-ce qui a causé ce renversement radical dans la façon de percevoir, diagnostiquer et traiter la maladie ? Comment sommes-nous passés d'une vision holistique et psycho-spirituelle à une doctrine scientifique postulant la séparation du corps et de l'esprit ? Pourquoi les adeptes de cette doctrine ont-ils choisi de ne pas reconnaître la présence de l'âme et ses pouvoirs thérapeutiques ? Manifestement, cette théorie dévalue les vertus curatives de l'âme et ne prend même pas en compte ses besoins.

Elle refuse de considérer les facteurs psychologiques profondément enfouis au cœur même de la maladie. Pourquoi refuser d'en tenir compte ? Nous pourrons sans doute trouver les réponses à ces questions pour peu que nous examinions comment la conscience médicale a évolué vers une perception de la séparation qui :

- Accorde de la valeur à ce qui est tangible uniquement et susceptible d'être mesuré par des études en double aveugle[1].

- Ne comprend pas vraiment le lien entre les pensées et les émotions ainsi que le rôle significatif qu'elles jouent dans la genèse de la maladie, particulièrement leur impact sur le système immunitaire.

- Choisit de séparer l'esprit du corps et ces deux éléments, de l'âme ; et oublie qu'une telle séparation diminue la vitalité de l'organisme et le rend vulnérable à la maladie.

- Néglige le fait que la guérison ne peut survenir si on n'agit pas sur tous les facteurs générant la maladie tels que les pensées, les émotions, les attitudes, les croyances, les perceptions et les thèmes centraux.

- Voit le corps dans une perspective biomécanique où ses parties ne sont pas en relation, plutôt que dans une perspective holistique, laquelle considère le moi physique comme un système global.

- Oublie que maladie et santé forment un continuum et que la différence entre les deux réside dans la qualité de la pensée.

- Néglige la finalité de la maladie.

---

1. On parle de *simple aveugle* lorsque le sujet ignore à quel groupe il est assigné et s'il reçoit une molécule active ou un placebo. Lorsque le praticien ignore également à quel groupe est assigné le sujet, on parle d'étude en *double aveugle*.

La finalité de la maladie

En fait, la maladie reflète la façon dont interagissent l'âme, l'esprit et le corps ainsi que les réponses, les ajustements et les adaptations de ces trois éléments aux influences internes et externes. Sa présence signifie que quelque chose dans nos pensées, nos mots, nos actions et notre mode de vie porte atteinte à notre véritable nature et provoque une rupture dans le processus de communication électrochimique entre ces trois éléments. La maladie montre comment cette rupture compromet le fonctionnement adéquat du corps et influence la capacité de l'esprit à corriger le problème. Elle fait voir la façon dont l'âme lutte pour rétablir la communication.

La maladie a pour but de nous alerter sur la nécessité d'effectuer des changements pour demeurer en bonne santé. Elle nous rappelle qu'il nous faut modifier ces pensées négatives qui nous limitent, entravent notre évolution, et déforment l'image que nous avons de nous-mêmes. Elle attire notre attention sur le fait que ces pensées sont à l'origine de certaines attitudes préjudiciables menant à un comportement anormal. Nous devons mettre fin à ces dialogues intérieurs culpabilisants ou aux sempiternelles histoires à l'origine de nos blessures émotionnelles que nous ressassons. La maladie nous dit de cesser de nous réprimander parce que nous n'avons pas fait ce que nous estimions pouvoir ou devoir faire.

La maladie nous demande parfois de changer un mode de vie peu propice à la santé et de modifier certaines habitudes malsaines qui ont une incidence sur le bien-être de l'organisme. À d'autres moments, elle nous fait comprendre que nous devrions peut-être réévaluer le genre d'interactions que nous suscitons, ou encore, qu'il est temps de mettre fin à une relation émotionnelle destructrice. Elle pourra aussi indiquer que le moment est venu d'exprimer ses émotions plutôt que de les refouler, car ce genre de comportement affecte notre système immunitaire.

Chaque fois que la maladie lance un signal — que ce soit sous forme d'une tension musculaire, de malaises, de douleurs ou d'autres signes identifiables — elle nous indique clairement et succinctement que nous devons effectuer des changements pour rétablir la communication entre l'âme, l'esprit et le corps, sinon des dommages se produiront très bientôt.

La maladie a aussi pour but de nous faire prendre conscience davantage de nos besoins physiques et de nous inciter à fixer notre attention — parfois au point d'en faire une préoccupation majeure — sur ce qui se passe au niveau de la relation corps/esprit. Cette prise de conscience aigue peut parfois générer de l'angoisse ou de l'agitation, mais un tel état a pour objectif d'alerter l'esprit sur la nécessité d'écouter vraiment les messages du corps.

Par exemple, prenons la situation d'une personne aux prises avec un rythme cardiaque irrégulier depuis un certain temps. Comme les rythmes cardiaques affectent la performance physique en général, le corps a envoyé de petits avertissements pour signaler à l'esprit qu'il peut y avoir un problème et l'enjoindre de ralentir son allure ; ce dernier doit effectivement réaliser que les irrégularités surviennent chaque fois que le sujet est soumis à un stress. C'est comme si le corps avait chuchoté à l'oreille du mental que quelque chose fonctionnait mal et qu'il devait trouver une façon de tirer les choses au clair.

Quoi qu'il en soit, quand nous sommes surmenés, de tels messages passent inaperçus, car nous sommes à ce point dans notre tête que nous en oublions jusqu'à l'existence de notre moi physique. En pareil cas, l'organisme augmente l'intensité de ses communications jusqu'à ce que le mental soit forcé d'en tenir compte, car lorsque nous sommes soumis au stress, le réflexe de « la fuite ou la lutte » se déclenche. À cette étape, le corps obtient l'attention du mental, car celui-ci est incapable de penser clairement. Il s'inquiète de sa respiration rapide et superficielle et a l'impression que son cœur bat à tout rompre ou a des ratés. L'esprit est maintenant tellement concentré sur son rythme cardiaque irrégulier qu'il élabore immédiatement des pensées nous enjoignant de consulter un médecin afin qu'il suive de près l'évolution de notre état.

Forcé de recourir à ce genre de mesures extrêmes pour se faire entendre, le corps court un risque, car cette situation requiert une énorme quantité d'énergie et impose à la structure physique une usure supplémentaire qui mine les capacités protectrices du système immunitaire. Avec le temps, de telles mesures peuvent mener à de graves problèmes de santé.

Ce que dit la maladie

La maladie est liée à la qualité de nos pensées, puisque ce sont elles qui déterminent ce que nous sommes, ce que nous devenons, ce que nous ressentons, de même que notre état de santé et notre bien-être général. Tout ce que nous disons et faisons, la façon dont nous agissons et interagissons avec les autres, chaque situation, événement et expérience que nous suscitons, tout est le reflet de ce que nous pensons. La maladie survient quand les pensées que nous entretenons sont contre-productives en regard des besoins de l'âme et du corps, et vont jusqu'à compromettre la santé de ces deux éléments. Elles nous placent en mode de protection plutôt qu'en mode de croissance. Dans une telle situation, l'énergie vitale de l'âme et du corps s'épuise tandis que le moi physique se retrouve en état de crise hormonale. Cette situation augmente la pression sanguine et l'acidité dans l'appareil digestif et peut mener à des problèmes glandulaires tels que l'hypothyroïdie, l'hyperthyroïdie, les troubles des surrénales, la pancréatite et les problèmes liés à la reproduction. Ce qui force également l'esprit à demeurer dans un état de vigilance et d'excitation mentale extrême susceptible d'entraîner des problèmes liés à l'anxiété, l'insomnie ainsi que la fatigue psychologique.

Malheureusement, plusieurs pensées qui déterminent notre comportement et influencent nos choix ne nous appartiennent pas en propre et sont davantage un reflet du conditionnement ainsi que des opinions et des perceptions d'autrui. En pareil cas, nous nous retrouvons souvent coincés dans de vieux schémas de pensée et prisonniers des mêmes limitations sur le plan mental que lorsque nous étions enfants. Il semble que cet apprentissage durant la petite enfance a un tel pouvoir d'inhibition que nous pouvons passer la plus grande partie de notre vie adulte à tenter de nous en libérer. En conséquence, il est parfois plus tentant de prendre la voie de la facilité et s'en tenir au connu et à des recettes éprouvées plutôt que de changer. Résultat : nous développons ce que j'appelle le syndrome du «je suis comme je suis», lequel fait augmenter le risque de tomber malade.

La maladie est aussi intimement liée aux modes de vie, aux habitudes et aux schémas comportementaux. Comme nous sommes de plus en plus occupés et disposons de moins en moins de temps, nous créons des attentes et nous nous engageons dans des activités qui nous laissent très peu de temps pour la relaxation ou l'amélioration de notre santé. Nous mangeons à la sauvette et choisissons les mauvais aliments, nous nous reposons moins, utilisons des somnifères pour dormir quelques heures durant la nuit et consommons des antidépresseurs et des calmants à un rythme inquiétant. (Les Américains consomment plus de 700,000 kilos de ces médicaments chaque année.)

Nous sommes obsédés par l'idée de rester svelte et nous essayons tous les régimes en vogue qui nous promettent de perdre ces kilos en trop liés au stress. L'alcoolisme et la toxicomanie augmentent bien que nous sachions qu'ils réduisent l'espérance de vie. Il en va de même pour le tabagisme dont nous n'ignorons pas qu'il cause le cancer du poumon. Les gens continuent de fumer et pourtant ils savent que c'est mauvais pour eux ; ils le font même quand ils ont peine à traverser une pièce sans s'essouffler. Pourquoi ? Parce que l'effort requis pour se débarrasser de cette habitude est à ce point déplaisant qu'il est plus facile de conserver celle-ci que de changer. Malheureusement, même si nous sommes conscients que cette habitude est nuisible pour le corps, notre cerveau est dans un tel état de dépendance qu'il compte sur ces produits chimiques comme sur un mécanisme d'adaptation afin de composer avec les exigences du monde extérieur. Conséquemment, le cerveau crée des pensées qui justifient l'habitude.

La recherche actuelle dans le domaine de la *psychoneuroimmunologie*, ou l'étude des relations entre les émotions et le fonctionnement du système immunitaire, révèle que les schémas comportementaux jouent un rôle significatif dans l'augmentation de la prédisposition à la maladie ; on en tient compte tout particulièrement lorsqu'il s'agit de diagnostiquer des maladies telles que : les maladies cardiovasculaires, l'asthme, la dépression, les maladies auto-immunes et le cancer. La recherche scientifique montre que les gens les plus à risque de développer des maladies graves sont ceux qui affichent les modèles comportementaux suivants :

- Ils ont des problèmes émotionnels non résolus qui consument leurs pensées.

- Ils n'ont pas de mécanismes d'adaptation efficaces pour les aider à composer avec le stress émotionnel.

- Ils ont tendance à voir la vie dans une perspective négative et se font les champions du pessimisme.

- Ils se rongent les sangs bien souvent et craignent qu'un événement malheureux se produise dans leur vie ou celle des gens qu'ils aiment.

- Ils sont incapables de donner et recevoir de l'amour, et ils manquent d'estime de soi.

- Ils cherchent à tout contrôler et ont de la difficulté à être en phase avec les autres.

- Ils rient très peu et s'adonnent rarement à des activités qui leur permettraient de développer leur sens de l'humour.

- Ils prennent la vie trop au sérieux et ont pour eux-mêmes des exigences irréalistes.

- Ils souffrent sur le plan émotionnel et voient les défis comme des obstacles plutôt que des occasions de changement.

- Ils ont tendance à se refuser des choses qui pourraient améliorer leur qualité de vie.

- Ils s'occupent peu des besoins de leur corps et négligent de le nourrir adéquatement ou de lui donner suffisamment de repos.

- Ils manquent de souplesse mentale et sont incapables de corriger le tir au besoin.

- Ils persistent à poser des choix en fonction des autres et non d'eux-mêmes.

- Ils ont de la difficulté à exprimer leurs besoins émotionnels ou à réclamer ce dont ils ont besoin.

- Ils sont incapables d'établir de saines limites en ce qui a trait aux comportements qu'ils considèrent acceptables.

- Ils croient leur vie dépourvue de signification et ils ont des crises de désespoir.

- Ils résistent au changement et sont peu disposés à rompre avec le passé.

- Ils ne croient pas que le stress influence le corps ou contribue à l'apparition de la maladie.

Je suis persuadée que nous pouvons tous nous reconnaître, au moins dans quelques-unes de ces descriptions, et que celles-ci correspondent à ce que nous avons vécu à un moment ou l'autre de notre existence. Ce fut et c'est encore le cas pour moi, je le sais. Je vous offre une liste de ces comportements et traits de caractères, mais si vous vous reconnaissez dans certains d'entre eux, cela ne signifie pas que vous allez au devant de graves problèmes. Je veux simplement indiquer que si nous conservons ces comportements durant une période prolongée, nos risques de développer une maladie accroîtront; en même temps, la persistance dans ces habitudes et ces modes de vie ne nous permettra pas d'obtenir la vie et la santé que nous recherchons. Il s'agit de mettre en évidence le fait qu'en adoptant des comportements malsains, nous perdons notre enthousiasme pour la vie, et que par conséquent, notre âme voit s'affaiblir sa capacité de nous guérir.

Ce dont il est question dans ce livre

Dans ce livre, je veux partager ce que ma pratique de la médecine intuitive m'a appris sur la maladie et la guérison ; durant 25 ans, j'ai donné des consultations privées, j'ai travaillé aussi bien avec des médecins allopathes que des praticiens holistiques ; durant une quinzaine d'années, j'ai effectué activement des recherches, des études, des entrevues et j'ai observé comment s'établissait la relation entre l'âme, l'énergie corporelle, le mental et le moi physique. J'essaie d'intégrer les connaissances scientifiques et le savoir ésotérique de façon à prendre en considération les deux approches, l'une rationnelle et l'autre philosophique, et d'arriver de la sorte à offrir une perspective globale sur l'origine de la maladie.

En écrivant *L'autoguérison*, j'ai voulu dévoiler les facteurs cachés derrière la maladie de façon à ce que vous puissiez prendre en compte tous les éléments responsables de sa formation. Je veux que vous compreniez en profondeur les raisons pour lesquelles vous tombez malade et vous fournir des outils faciles à utiliser et susceptibles d'accélérer le processus de guérison. Le livre contient aussi des tableaux que j'ai mis au point au fil des ans — ils montrent les organes du corps, les glandes, les muscles et le plexus de la colonne vertébrale où logent, sur un plan énergétique, les émotions et les peurs refoulées. Je veux vous rendre capable de voir où s'accumulent les émotions négatives telles que la colère, le ressentiment, l'hostilité, le chagrin, la déception, la honte et la culpabilité.

Je veux, avec ce livre, vous fournir des connaissances qui, je l'espère, vous permettront de vous débarrasser plus facilement des blessures émotionnelles retenues dans votre corps et de les transformer en outils qui vous procureront pouvoir et encouragement. Vous y trouverez un portrait d'ensemble de toutes les causes de la maladie.

Je veux aussi vous faire voir l'importance de demeurer ouvert et réceptif à tous les modèles disponibles. Le modèle de guérison idéal est celui qui intègre ce que la médecine allopathique et la médecine holistique proposent de mieux. J'estime qu'il est important de donner à l'âme, au mental et au corps ce qui correspond à leurs besoins afin de restaurer l'équilibre entre eux. J'ai rencontré bien des gens qui étaient contre la médecine; certains ont choisi de ne pas intégrer à leur approche thérapeutique ce que celle-ci avait à offrir, et ils ont perdu la bataille contre la maladie. J'ai croisé aussi de nombreuses personnes opposées à la médecine holistique qui, plus tard, ont regretté d'avoir méprisé ce qu'elle avait à offrir quand ils ont vu que cela fonctionnait.

La meilleure démarche pour nous consiste à explorer et rechercher ce que la médecine allopathique peut nous apporter, car ses avancées technologiques offrent la possibilité de vivre plus longtemps et de rester en santé. Lorsqu'une personne a un cancer, elle peut explorer la chimiothérapie, la radiothérapie et la chirurgie tout comme certaines approches holistiques récentes telles que l'administration sous perfusion de fortes doses de vitamines C, l'oxygénation hyperbare, l'homéopathie, la médecine chinoise, le nettoyage du colon et du foie et la thérapie par chélation. Ne vous laissez pas influencer par le conditionnement, les préjugés et les opinions d'autrui dans les choix que vous ferez pour vous guérir.

Ce livre explique comment réveiller le guérisseur en vous et apprendre à vous libérer des pensées, des émotions, des attitudes, des croyances et thèmes centraux qui vous empêchent de mener une vie joyeuse ou d'exprimer votre caractère unique. Il vous suggère de prendre en main votre santé — et votre guérison — et vous rappelle que les autres peuvent seulement soutenir ce processus. Elles ne peuvent vous guérir — vous seul le pouvez.

Ce que ne dit pas ce livre

Ce livre *ne cherche pas* à vous blâmer, culpabiliser ou faire honte — ni à qui que ce soit d'ailleurs — parce que vous êtes malade ou ne pouvez guérir. Bien que le souci de faire ce qui est correct aux yeux de tous fasse partie de notre conditionnement, la chose reste virtuellement impossible. Pourquoi? Parce que ce qui est «correct» réside dans les yeux de celui qui regarde; cela signifie que ce que nous considérons comme correct peut se situer à des années lumière des croyances d'une autre personne. Ce concept est basé sur les perceptions de chacun quant à ce qui est acceptable et, à dire vrai, l'idée de «rectitude» est un outil de manipulation destiné à contrôler nos comportements. Plutôt que de nous efforcer d'atteindre ce but, peut-être devrions-nous viser l'authenticité. Lorsque nous considérons la vie et la santé dans cette perspective, nous évitons de refouler nos émotions et de nous dévaluer nous-mêmes. Nous laissons s'exprimer notre force et notre caractère unique, ce qui permet au guérisseur ou à la guérisseuse en nous de se renforcer et d'agir. Nous cessons de nous blâmer et nous louons notre résistance et notre ténacité lorsque la route devient difficile. Nous nous acceptons nous-mêmes, ce qui constitue la première étape du processus de guérison.

Ce livre ne prétend pas être un traité formel ou technique, mais plutôt une compilation de mes observations devant la sagesse dont ont fait preuve les anciens médecins, métaphysiciens et alchimistes dans leur perception de ce qui est nécessaire à la guérison. Pour eux, la maladie n'était qu'une simple rupture entre l'âme, l'esprit et le corps. Je vais vous montrer comment leurs protocoles de traitement consistent en tout premier lieu à restaurer l'état mental du patient, ce qui permet de soulager son corps.

Dans les pages qui suivent, je ne vais pas parler de cure comme telle, dans la mesure où celle-ci vise avant tout à ramener le corps là où il était avant l'apparition de la maladie. Les traitements n'agissent pas vraiment sur les causes sous-jacentes de la maladie, pas plus qu'ils ne préviennent les rechutes.

Comment utiliser ce livre

Il existe de nombreux livres de croissance personnelle sur la guérison et la compréhension de la maladie offrant au lecteur des suggestions et des techniques pour modifier les pensées, les émotions, les attitudes et les croyances qui l'empêchent de jouir d'une bonne santé. Même les compagnies pharmaceutiques y ont pris part et offrent des livres, des bulletins et des remèdes naturels pour comprendre, soulager les symptômes et l'inconfort en plus de soigner les petits problèmes de santé. En tenant compte de cela, j'ai essayé d'écrire un livre différent qui servira plutôt d'outil de référence pour comprendre les facteurs cachés derrière la maladie; ce livre vous aidera également à préciser les actions que vous pouvez entreprendre pour faciliter le processus de guérison.

Un mot d'abord au sujet de mon style : j'ai choisi d'employer le mot *maladie* plutôt qu'*affection* comme le fait la médecine allopathique, car la maladie implique l'âme autant que l'esprit et le corps. Affection réfère uniquement au physique. J'utilise le mot *cerveau* dans certaines situations et *mental* dans d'autres, car le cerveau est l'organe chargé de faire circuler des messages électrochimiques entre l'âme, l'esprit et le corps. Par ailleurs, le mental englobe toutes les pensées, émotions, attitudes, croyances, perceptions et thèmes centraux — autant d'éléments affectant les comportements qui influent sur la santé et le bien-être du corps. Le cerveau est une structure, tandis que le mental est une fonctionnalité.

J'ai aussi évité le jargon médical, car je ne crois pas qu'il soit requis. En fait, j'estime que la plupart des diagnostics posés par la médecine allopathique risquent de nous rendre encore plus malades parce que nous ne sommes pas sûrs de leurs significations ou de leur impact éventuel. Prenez par exemple l'expression *pseudofolliculitis barbe*. Cela sonne mal, non ? En fait, il s'agit de poils de barbe poussant vers l'intérieur de la peau. Inutile d'en rajouter.

Le livre est organisé en trois parties. Les deux premières proposent une perspective d'ensemble, bien que théorique, sur la maladie et la guérison. J'y passe en revue les nombreux facteurs psychologiques cachés à l'origine de la maladie et j'intègre le savoir scientifique et la sagesse ésotérique de nombreux métaphysiciens et médecins de l'antiquité égyptienne, grecque et chinoise.

La dernière partie pourra sembler appartenir à un livre complètement différent. C'est là où vous appliquerez aux mécanismes du corps physique les notions apprises dans les deux premières parties. L'information offerte dans cette section se veut pratique et immédiatement utilisable lors de votre quête vers une meilleure santé.

Voici un petit résumé de chacune de ces parties :

La première partie intitulée « Comprendre la nature de la guérison », propose une perspective nouvelle et différente — un point de vue psycho-spirituel. On y étudie les différences entre la cure et la guérison de même qu'entre l'âme et l'esprit. Cette section comprend les Sept Principes universels de la guérison et des conseils pour les utiliser et vivre en accord avec ces principes.

La deuxième partie, « Découvrir ce qui se cache vraiment derrière la maladie », explore tous les facteurs sous-jacents à la maladie — les pensées, émotions, attitudes, croyances, perceptions et thèmes centraux — et les décortique afin de les rendre plus assimilables ; vous pourrez ainsi commencer à comprendre leur impact sur la santé et le bien-être du corps. On s'interroge aussi sur la perception de la maladie à partir de quatre perspectives différentes : on observe comment chacune d'elles exerce une influence, non seulement sur la recherche du modèle thérapeutique le plus efficace, mais aussi sur le niveau de participation requis dans le processus de guérison.

La troisième partie, « Travailler avec le corps pour une santé optimale », crée un lien entre les facteurs psychologiques à l'origine de la maladie et la structure, ainsi que le fonctionnement des systèmes et des parties du corps. On découvre les zones du corps où nous stockons ces composantes et la façon dont le corps les utilise pour nous alerter lorsqu'elles viennent entraver son bon fonctionnement. On trouvera dans cette section du livre ma cartographie du corps (Ritberger Body Mapping Charts™) qui montre les organes, les glandes, les muscles et les zones de la colonne vertébrale où se logent, sur un mode énergétique, les émotions, attitudes, croyances et peurs : vous y trouverez des représentations visuelles ainsi que des descriptions. Cette partie comprend aussi une section de références, avec de l'information sur certaines des maladies les plus courantes et leurs significations secrètes : une description générale ; les implications psychologiques cachées et les émotions qui leur sont associées ; s'il y a rupture entre l'âme, l'esprit et le corps ou s'il s'agit d'une autre combinaison de ces composantes ; et enfin, les aspects à changer pour recouvrer la santé.

Le dernier chapitre, « Les étapes de l'autoguérison », va au-delà de l'exploration et du matériel de référence présenté dans les sections précédentes et propose trois étapes à suivre pour changer votre vie et améliorer votre santé. Vous y trouverez des suggestions susceptibles de nourrir votre âme, votre mental et votre corps.

Dans l'ensemble, ce livre traite de la création d'un nouveau modèle de guérison psychospirituel. Il explique comment changer la perception que l'on a de la maladie en passant du concept de séparation à celui de la globalité, de l'extérieur à l'intérieur, en prenant acte de ce que l'âme est inséparable du corps et du mental ; lorsque tous ces éléments travaillent d'une manière unifiée et coopérative, nous pouvons conserver un bon état de santé.

Voir la maladie à travers d'autres yeux

Dans n'importe quel domaine, il faut une sorte de catalyseur pour provoquer un changement et dans celui qui nous intéresse plus particulièrement, un profond changement s'est produit dans la perception de la maladie et le rôle que les gens veulent jouer dans le processus de guérison. Plutôt que de remettre entre les mains des médecins la responsabilité du traitement et de la guérison, comme ce fut le cas pendant des années, de plus en plus de gens ont décidé de participer à leur propre guérison et ont reconnu l'existence d'autres facteurs dont il fallait tenir compte si on voulait obtenir une véritable guérison. Les gens réalisent aujourd'hui que la médecine scientifique est incapable de leur fournir les réponses dont ils ont besoin pour comprendre ce qui est à l'origine de leur état ; alors ils se tournent vers ceux qui exercent une médecine intuitive, les praticiens holistiques et les médecins intégratifs, lesquels offrent un tableau plus complet de la maladie et des genres de traitement différents.

Ce changement de perception est à l'origine de la croissance fulgurante que l'on observe dans le domaine des médecines holistiques et complémentaires ; ces formes de traitement, qui opèrent au niveau de l'âme, de l'esprit et du corps, nous apprennent que ces trois composantes sont inséparables. Elles cherchent à dévoiler les facteurs psychologiques sous-jacents à l'origine de la maladie et à modifier en même temps l'état physique et mental. Dans une récente enquête menée par une association holistique nationale, on a même découvert qu'un tiers des répondants avaient eu recours à des soins non traditionnels pour mieux comprendre leur maladie et découvrir comment participer à leur guérison.

Plus nous en apprenons et plus il devient évident que nous devons changer notre vision de la maladie. Peut-être faut-il voir dans ce changement un message indiquant qu'il est temps de recréer le modèle de guérison des anciens physiciens, métaphysiciens et alchimistes dans leurs diagnostics et leurs traitements. Le temps est sans doute venu de mettre de côté les différences de perception et les préjugés sur la guérison et revenir à une approche qui s'est avérée efficace pendant des milliers d'années. Mieux encore, élargissons-la et créons un nouveau modèle de guérison qui :

- Allie le meilleur de ce que les médecines allopathiques et holistiques ont à offrir et introduit dans l'équation thérapeutique une perspective psycho-spirituelle visant à restaurer l'homéostasie entre l'âme, l'esprit et le corps.

- Offre plus spécifiquement des choix de traitements en accord avec la perception qu'a l'individu de sa maladie et qui encourage ce dernier à participer activement à son processus de guérison.

- Se concentre sur la guérison plutôt que sur le traitement.

- Reconnaît et comprend la façon dont l'esprit et les états émotionnels affectent le physique et vice versa.

- A pour directive principale de se concentrer sur l'âme et met en lumière les pouvoirs curatifs naturels qui sont inhérents à la nature divine du sujet.

- Accepte l'interconnexion et l'interrelation entre l'âme, l'énergie corporelle, l'esprit et le moi physique ; a aussi comme objectif de mettre à jour les pensées, émotions, attitudes, croyances et thèmes centraux qui viennent rompre le bien-être de l'ensemble.

- Finalement, pourra réconcilier les différences dans la perception de la maladie et identifier des notions communes sur la façon dont les facteurs psychologiques affectent la santé du corps physique.

Ce nouveau modèle de guérison sera-t-il meilleur? Cela dépend de la personne à qui vous parlez et de sa perception de la maladie. Si vous en discutez avec ceux qui adhèrent à la pensée médicale allopathique, ne soyez pas surpris si vous obtenez une réaction négative. Par ailleurs, si vous posez la question à ceux qui s'intéressent à la médecine holistique et intégrative, vous aurez droit à un feed-back positif. Mais le vrai bénéficiaire de ce changement c'est *vous*. Si vous choisissez de modifier vos perceptions, de changer vos pensées et de faire tout votre possible pour éliminer les facteurs sous-jacents à la maladie, non seulement vous jouirez d'une bonne santé, mais de plus, vous serez en mesure d'apprécier les joies de la vie.

J'espère que ce livre vous aidera à franchir cette première étape cruciale de votre voyage vers la guérison.

PARTIE I

Comprendre
la nature
de la guérison

*La guérison physique qui ne s'accompagne pas d'un
changement sur le plan mental et spirituel sera
d'un bien maigre secours pour l'individu.*
— Edgar Cayce

*Le médecin de l'avenir ne donnera aucun médicament, mais
instruira son patient sur les soins à prodiguer à son corps via un
régime alimentaire, et via les causes et la prévention de la maladie.*
— Thomas Edison

Le plus grand de tous les miracles, c'est l'être humain.
— Marya Mannes, extrait de *More in Anger*

CHAPITRE I

Guérison et cure
ne sont pas identiques

Combien de fois n'a-t-on pas entendu quelqu'un déclarer : « J'ai été guéri du cancer » ou encore : « Je viens de lire un article à propos d'une nouvelle cure pour cette maladie » ? On peut certes s'enthousiasmer de ce que la médecine, la recherche médicale et la technologie arrivent à faire disparaître de nombreuses maladies qui, il y a à peine 20 ou 30 ans, auraient causé la mort. Mais la médecine est toujours incapable de nous enseigner comment améliorer sensiblement notre état de santé ou nous guérir vraiment de ce qui nous afflige. Pourquoi ? Parce que guérison et cure *ne sont pas* la même chose — ni dans l'approche, ni dans les exigences à l'égard du patient, ni dans les résultats. Malheureusement, en dépit de toutes ses avancées, la médecine s'évalue elle-même en fonction du traitement, lequel consiste à ramener le corps dans l'état où il était avant la maladie. Elle ne se préoccupe pas de guérison, c'est-à-dire amener le corps dans un meilleur état que celui dans lequel il se trouvait avant la maladie en s'intéressant à toutes les causes de la maladie.

Quoi qu'il en soit, la situation est sur le point de changer dans la mesure où de plus en plus de gens connaissent mieux la question du bien-être et de la santé et réalisent que leur état requiert plus qu'une simple visite chez le médecin. Il existe actuellement une opportunité qui suscite beaucoup d'enthousiasme concernant le fait de changer notre façon de composer avec la maladie. Nous sommes sur le point d'assister à la création d'un nouveau modèle de guérison qui va non seulement changer les méthodes de diagnostic, mais également transformer les traitements.

Toutefois, pour peu que nous examinions l'histoire de la médecine, nous découvrons que cette approche n'est pas du tout nouvelle. Elle serait plutôt intemporelle dans le sens où elle commence au bon endroit — par la guérison de l'âme, en lui procurant ce dont elle a besoin pour que l'individu puisse mener une vie saine et joyeuse. Plutôt que de se contenter de soulager les symptômes du corps physique, l'inconfort et les douleurs, cette approche cherche à supprimer les facteurs derrière la maladie. Ceux-ci empêchent notre âme — le noyau fondamental de ce que nous sommes — de s'exprimer sur le plan physique par nos pensées, nos paroles et nos gestes ; ces facteurs mettent en péril notre nature véritable et déforment la perception que nous avons de nous-mêmes. Ce modèle thérapeutique vise donc à supprimer les pensées, émotions, attitudes, croyances, perceptions et thèmes centraux qui nous placent dans un état mental et physique malsain. Il rétablit l'équilibre entre l'esprit, le corps et l'âme — il ne traite pas seulement les affections du moi physique.

Dans presque toutes les civilisations à travers l'histoire, on trouve des documents qui décrivent comment les métaphysiciens, les alchimistes, les hermétistes, les shamans, les guérisseurs et même les grands médecins grecs abordaient la guérison d'un point de vue psycho-spirituel : ils commençaient par intervenir au niveau de l'âme, travaillant de l'intérieur vers les affections et les défaillances du corps. Les écrits d'Hermès, Paracelse, Platon, Fludd, Descartes et même Hippocrate — considéré comme le père de la médecine occidentale — expliquent comment l'on doit initier la guérison du corps en supprimant les facteurs qui empêchent l'âme d'effectuer son travail divin. Tous ces penseurs étaient d'accord sur ce point : si la maladie survenait, c'est qu'il y avait rupture sur le plan spirituel ; ils croyaient qu'en éliminant les pensées malsaines et les comportements anormaux d'un sujet, on pouvait permettre à son corps physique de retrouver son équilibre naturel et la santé.

Grâce à leurs modèles personnels concernant la nature divine de l'humanité et la guérison, ils ont montré collectivement que le rétablissement ne pouvait survenir que lorsque le mental, le corps et l'âme fonctionnaient dans un esprit d'unification et de coopération, d'où résultait une libération de l'âme permettant à celle-ci d'accomplir son vrai travail. Ils ont aussi montré qu'il existe à l'intérieur du corps une énergie subtile et invisible qui entoure le corps, intervient sur le plan physique, et est à ce point sensible aux pensées malsaines qu'elle cherchera à protéger le sujet en créant une rupture entre les trois aspects du moi. Ils considéraient cette rupture comme étant la maladie et ils croyaient que le problème pouvait surgir dans cette énergie corporelle invisible sous la forme d'une *pré-maladie*, laquelle pouvait être perçue par quiconque possédait des dons de clairvoyance.

On retrouve invariablement dans leurs travaux des références à la façon dont l'invisible et le corps physique sont des copies l'un de l'autre, de sorte que ce qui affecte l'un influence l'autre, ainsi que des références à ce qui différencie cure et guérison. Ils étaient tous d'accord sur ce point : le traitement n'agit qu'au niveau physique, tandis que le processus de guérison agit à tous les niveaux — mental, émotionnel, physique et spirituel.

La cure

Le traitement ou cure se concentre principalement sur les besoins du corps physique ; il cherche à soulager ce dernier de tout inconfort, de tous les symptômes, toutes les douleurs, crises et maladies. Il ne s'intéresse pas vraiment aux facteurs cachés à l'origine de ces effets ; dans ce modèle, on estime que la bonne santé c'est l'absence de symptômes ; il faut éliminer tout ce qui est susceptible de nuire au bon fonctionnement de l'organisme, même s'il faut pour cela amputer une partie du corps. Cette approche est synonyme de neutralisation et d'ablation. Par exemple, si une personne souffre de crampes musculaires, on prescrira un médicament relaxant ; s'il y a douleur, on prescrira des analgésiques. Si le corps est bouillant de fièvre, le traitement visera à le refroidir ; et s'il y a présence d'un cancer, on procédera à l'ablation.

Cette méthode nous facilite certainement l'existence sur le plan physique, mais elle ignore l'origine du problème pour ne s'attaquer qu'aux effets. Avec pour résultat que les facteurs nocifs restent en place et continuent de se renforcer et donc d'affaiblir la capacité du corps à se maintenir en bonne santé.

La cure s'intéresse au *comment* et au *quoi* de la maladie. Elle considère le corps comme une pièce de machinerie biomécanique où la plupart des composantes sont nécessaires, mais ne doivent pas nécessairement être reliées à d'autres pour fonctionner adéquatement. Elle voit les organes, les glandes, les systèmes et tente de comprendre *comment* ceux-ci sont tombés en panne et *quoi* remplacer ou réparer afin d'éliminer le problème. Elle ne prend pas en considération l'état mental.

Le traitement joue néanmoins un rôle important dans la mesure où il élimine l'inconfort grâce aux médicaments ou à une chirurgie, et procure ainsi au patient un soulagement sur les plans physique et mental. Le corps et le mental obtiennent ainsi un répit qui leur permet de retrouver un certain équilibre. Je m'explique. Quand le corps a mal, le rôle du mental consiste à tenter de comprendre le problème. Or, la chose n'est pas aussi facile qu'il y paraît en raison de la présence de la douleur. Chaque fois que le corps souffre, le mental oublie ce qu'il est censé faire. Il concentre toute son attention sur l'angoisse, ce qui amène le cerveau à relâcher encore plus de récepteurs de la douleur. Ces derniers intensifient le sentiment d'urgence ressenti par le mental et l'inondent chimiquement au point où il se retrouve distrait et paralysé. S'instaure alors dans le processus destiné à rétablir l'équilibre un cercle vicieux où le corps est piégé. À cette étape, le mental et le corps sont à ce point réceptifs à tout ce qui est susceptible de les aider à ne plus souffrir que l'on se jettera sur des médicaments avec ou sans ordonnance ou sur n'importe quoi d'autre — même si habituellement, on préfère ne pas utiliser de tels moyens.

Le traitement incite à adopter un rôle passif et à déléguer à une autre personne la tâche de superviser le processus de guérison. La relation entre le fournisseur en soins de santé et le patient se développe souvent sous le signe de l'autorité ou de la dépendance et, dans la plupart des cas, on présume que le patient est incapable de faire des choix éclairés. Ces décisions sont donc confiées au médecin, et le patient doit suivre les ordres. Même si les médecins sont bien formés et habiles dans l'exercice de leur profession, un tel scénario ne favorise pas la guérison, car il n'encourage pas la participation active du patient.

Comme le traitement se concentre sur le corps, il prend rarement en compte notre nature spirituelle. Il ne reconnaît pas la présence de l'énergie corporelle ou le rôle de l'âme. Même quand le soignant connaît l'existence de ces deux aspects et comprend leur importance, les diagnostics et les modes de traitement n'en tiennent pas compte.

La guérison

Le processus de guérison, en revanche, commence avec l'âme et cherche à identifier, transformer et supprimer tout obstacle empêchant l'âme, l'esprit et le corps de travailler à l'unisson. L'objectif est que nous soyons en meilleur état que celui que nous connaissions avant de tomber malade et de rétablir la «complétude» pour être en bonne santé. Cela implique la création d'un espace intérieur harmonieux où nous pourrons explorer plus en profondeur les facteurs sous-jacents à la maladie. Nous entrons en contact avec ce que nous sommes, ce qui nous permet de prendre conscience de tout le pouvoir dont nous disposons lorsque nous nous affranchissons des limites imposées par notre conditionnement.

Lorsqu'on parle de guérison, on conçoit la santé en termes d'équilibre physique, mental, émotionnel et spirituel. Les organes, les glandes et les systèmes du corps ne souffrent pas du stress ou de tension émotionnelle et l'esprit est exempt de barrières mentales et de perceptions déformées de soi. L'âme est libérée des obstacles qui l'empêchent de s'exprimer sur le plan physique. Le processus de guérison s'intéresse à la source de la maladie et exige que nous fouillions dans notre «coffre psychologique» pour mettre au jour les pensées, émotions, attitudes, croyances et thèmes centraux malsains qui ont généré la maladie. Il s'agit de réinventer la perception que nous avons de nous-mêmes et de restructurer notre mode de vie afin de retrouver le chemin de la santé. Nous supprimons les éléments à la source de la rupture entre l'âme, l'esprit et le corps.

La guérison commence avec la prise de conscience et se termine avec le changement. Elle exige que nous nous affranchissions des blessures émotionnelles enfouies en profondeur et rompions avec les identités que nous nous sommes créées autour d'elles. Nous devons renoncer à nos habitudes et à notre zone de confort ainsi qu'à nos comportements malsains, lesquels compromettent notre véritable nature, même si ces comportements nous procurent un sentiment de sécurité ou nous permettent de ressembler à tout le monde. La guérison demande à ceux qui mettent l'emphase sur la logique de changer leurs perceptions et d'apprendre à renouer avec leur nature émotion-nelle, même si cela signifie d'occasionnels emportements. Par ailleurs, elle exige des individus naturellement expressifs qu'ils apprennent à composer objectivement avec leurs émotions et cessent de jouer à la victime en décrivant sans arrêt comment ils ont été blessés. Cette méthode exige des personnes qui veulent tout contrôler qu'elles renon-cent à ce besoin d'être toujours responsables et qu'elles acceptent l'aide des autres. Elle demande enfin aux individus passifs de s'impliquer activement au niveau de leur santé plutôt que de laisser d'autres per-sonnes décider des moyens à prendre pour s'occuper de leur état de bien-être.

Le processus de guérison favorise la participation active dans les soins à donner au corps et déconseille de déléguer cette tâche aux autres. Elle requiert de l'engagement, de la détermination et de faire appel aux autres ; elle crée des relations de coopération et encourage la confiance. Le soignant et le patient travaillent en équipe, discutent, explorent, recherchent et essaient des traitements alternatifs en plus des traitements standard. Il n'y a pas de rôle d'autorité et ce n'est pas le soignant qui choisit la route appropriée. Ce dernier considère plu-tôt le patient comme un élément du processus de prise de décision, comme le responsable ultime des choix en matière de santé.

Le but de la guérison n'est pas de réparer mais de créer — créer une perception de soi, des pensées et des relations humaines saines. Cette approche incarne les qualités de l'âme telles que l'amour, l'accep-tation, l'appréciation, la compassion, la patience et la tolérance. Elle respecte notre nature spirituelle et prend acte de nos efforts pour être en santé. Elle nous libère du passé afin de nous permettre de créer à nouveau. C'est un processus de découverte de soi et d'évolution spiri-tuelle qui comporte des rires, des pleurs, des jeux, de la folie et de la spontanéité. Il s'agit d'être à nouveau cet enfant désireux d'apprendre et de s'engager dans des expériences de vie pour le plaisir pur et simple de découvrir de nouvelles possibilités.

Toutefois, le processus de guérison peut sembler difficile et inconfortable par moments, dans la mesure où le passé et tous ses disfonctionnements refont surface. En fait, à certains moments, nous nous demanderons peut-être si nous y arriverons vraiment ou si le voyage en vaut la peine. Néanmoins, si nous persévérons, nous serons surpris du nombre de merveilleux souvenirs que nous découvrirons au milieu de nos peines et de nos difficultés passées. Nous serons abasourdis en prenant conscience de tout ce que nous avons déjà accompli et de la richesse de notre vie. Notre estime de soi grandira et nous aurons la chance d'atteindre une partie de notre être plus précieuse que tout ce que nous pouvons acquérir dans le monde extérieur. Nous entrerons en contact avec notre âme.

En nous rappelant que la guérison est un mode de vie, et pas simplement un état que l'on s'efforce d'atteindre quand on est malade, nous serons alors plus enclins à vivre d'une manière intelligente, simple, honorable, efficace et en accord avec notre nature spirituelle. Chaque jour deviendra alors un événement thérapeutique.

Une approche psycho-spirituelle de la guérison

Dans ses écrits, Edgar Cayce a très bien décrit les principes de la guérison psycho-spirituelle en ces termes : « L'âme est la vie. L'esprit est le bâtisseur. Le physique est le résultat. » Cette approche considère la guérison comme un processus de co-création entre l'âme, l'esprit et le corps ; elle voit la maladie comme une rupture du processus. Elle comprend que ce genre de problème indique l'existence d'un incident qui s'est logé profondément à l'intérieur et qui affaiblit les défenses du corps de sorte que celui-ci devient vulnérable aux facteurs externes sources de la maladie — comme les virus, les infections bactériennes, les contaminants environnementaux ou certaines substances ingérées. La guérison psycho-spirituelle voit dans la maladie une façon pour l'âme d'alerter le mental et lui signifier que nos pensées ne sont pas en accord avec notre nature spirituelle ; un changement immédiat s'impose avant que le corps ne soit affecté.

Cette approche thérapeutique travaille à partir de trois prémisses :

1. Un état mental malsain contribue à un état physique malsain.

2. La guérison ne survient que lorsque les problèmes psychologiques non résolus ont été identifiés et supprimés.

3. Nous seuls pouvons nous guérir et personne d'autre.

Ce modèle étudie en profondeur la connexion entre la maladie et les pensées, les émotions et les croyances, les perceptions et les thèmes centraux ; il prend en considération la façon dont tous ces facteurs affectent la relation entre l'âme, l'esprit et le corps. Il a pour objectif de nous apprendre à identifier les facteurs malsains enfouis profondément dans nos ressources psychologiques, à supprimer ces problèmes ainsi que leurs charges émotionnelles et accéder à notre nature spirituelle de façon à libérer les qualités thérapeutiques de l'âme et de l'esprit. Cette approche facilite la guérison à un niveau supérieur.

CHAPITRE 2

La guérison à un niveau supérieur

L'objectif ultime de la guérison est de favoriser le processus évolutif de l'âme, c'est-à-dire, supprimer tout ce qui empêche notre nature spirituelle de s'exprimer pleinement et avec joie en pensées, en paroles et en actions. La réalisation de cet objectif exige toutefois cinq changements majeurs dans nos perceptions :

1. Nous devons changer la perception que nous avons de nous-mêmes et considérer que nous sommes plus qu'un simple corps physique. Nous ne devons pas oublier que nous existons dans deux dimensions — celle de la matière, le corps physique et le mental, et celle de l'énergie, l'esprit et l'âme. Notre nature spirituelle intègre tous ces éléments.

2. Au lieu de considérer la maladie uniquement comme la cause des problèmes du corps physique, il faut comprendre aussi son impact sur l'esprit, l'énergie du corps et l'âme. Nous devons la voir comme une rupture dans la communication et l'interaction entre tous les aspects de notre être.

3. Plutôt que de concevoir les pensées comme étant exclusivement confinées aux limites du cerveau, nous devons réaliser qu'elles suscitent nos expériences, agissant un peu comme des

aimants sur le plan énergétique ; en fin de compte, elles exercent une forte influence sur notre santé et notre bien-être corporel.

4. Il importe de comprendre que les expériences sont reliées et connexes plutôt qu'aléatoires et séparées. Nous devons réaliser que toutes les expériences — bonnes ou mauvaises — font partie intégrante du processus évolutif.

5. Nous devons comprendre que l'âme et l'esprit sont deux choses différentes, même si ces mots sont souvent utilisés de façon interchangeable. Il nous faut reconnaître que, bien qu'elle soit intangible, l'âme est toujours la force d'impulsion derrière le processus évolutif, ainsi qu'un catalyseur de changement. En revanche, l'esprit joue le rôle de corde de sécurité énergétique entre l'âme, le mental et le corps.

L'âme

L'âme constitue notre essence fondamentale, la source qui nous garde vivant. Elle joue le rôle de guide intérieur au cours de notre existence, et elle nous indique le chemin lors de notre périple en évolution. Elle procure l'énergie vitale qui anime notre corps physique et nous soutient dans les moments les plus sombres en nous prodiguant réconfort, espoir et inspiration. Elle est le guérisseur intérieur, celui qui supervise le fonctionnement du corps quand survient la maladie.

L'âme nous parle par la voix de l'intuition, nous offre un flot ininterrompu de suggestions et nous alerte dès que nos pensées deviennent malsaines ou que nous mettons notre existence en péril. Elle contient les archives de tout ce que nous avons vécu sur le plan terrestre et physique — dans cette vie actuelle et au cours des incarnations précédentes.

On ne peut voir l'âme, mais on en fait l'expérience à travers la matière vivante de notre corps ainsi que dans nos pensées. Elle utilise ces éléments comme modes d'expression sur le plan physique, nous permettant ainsi de faire voir et d'utiliser notre nature spirituelle dans le monde extérieur. Dans les enseignements de nombreuses religions, l'âme est décrite comme le Cœur de Dieu, le Chariot Céleste qui nous relie à la Source et à l'Univers, de même que le véhicule de l'évolution personnelle et du développement spirituel. Elle se concentre sur la qualité de la vie et des relations que nous entretenons. Tandis que nous cheminons à travers les cycles de l'existence, l'âme enregistre de façon énergétique dans nos cellules et notre corps les leçons tirées de nos expériences. Celles-ci sont d'une très grande valeur ; elles constituent les véritables cadeaux de l'existence.

L'âme utilise les pensées fabriquées par le mental pour nous faire savoir si nous sommes en accord ou pas avec notre nature spirituelle. Elle accomplit cette tâche en se servant des émotions : quand nous sommes satisfaits, joyeux et heureux, nous sommes alignés ou en accord. Quand nous sommes en colère, déprimés et mécontents, nous ne le sommes pas. Ces messages sont faciles à déchiffrer — il suffit de se mettre à l'écoute de ses émotions.

Les douleurs, les souffrances, l'inconfort, la tension, le stress, les crises émotionnelles, les symptômes et la maladie sont les moyens employés par l'âme pour attirer l'attention sur les pensées malsaines. Ces moyens visent à nous faire prendre conscience davantage de certaines attitudes que nous avons développées : un degré de résistance, une réticence ou le refus de changer nos vieux schémas, rompre avec le passé et quitter notre zone de confort et nos habitudes. En nous confrontant à certains de ces indicateurs, l'âme n'a jamais comme objectif de nous faire souffrir sur le plan physique. Elle comprend que c'est notre nature humaine qui nous incite à créer des modèles de pensée qui limitent la réflexion. Nous sommes enclins à enfouir en profondeur les blessures émotionnelles qui nourrissent notre peur du changement et nous font douter de nous. L'âme sait que, pour avancer sur le plan personnel et nous développer spirituellement, nous avons parfois besoin d'un peu plus qu'un petit coup de pouce, alors elle utilise les symptômes et le mal-être pour nous indiquer ce qu'il faut changer.

Dans le processus évolutif, c'est l'âme qui est à l'origine de nos expériences et détermine notre travail divin en nous donnant l'occasion d'apprendre, de grandir et de transcender les modes de pensée malsains. Ceci nous permet de changer les schémas comportementaux limitatifs qui nous empêchent d'accéder à la santé et à la vie que nous souhaitons connaître. Quand, au moment de la mort, l'énergie de l'âme se sépare du corps, il ne reste qu'une coquille physique qui commence immédiatement à se détériorer et se décomposer. L'âme retourne alors à sa nature énergétique et attend que se présente une occasion de renaître dans un corps physique.

L'esprit

L'esprit est la corde de sécurité qui relie l'âme, le mental et le corps physique. Il est l'interface qui favorise la communication entre ces trois instances et permet à l'âme d'exprimer ses intentions par le biais de l'expérience humaine. L'esprit, c'est l'aura ; il forme le corps énergétique qui entoure le corps physique — et ces deux aspects s'interpénètrent. Doté d'une nature d'ordre vibratoire, il utilise des fréquences ondulatoires et des modèles énergétiques afin de révéler la présence de l'âme et attirer *magnétiquement* les expériences propices à la croissance personnelle et l'avancement de l'âme dans son processus évolutif.

On ne peut le voir, mais on en fait l'expérience à travers la matière vivante du corps physique. Même s'il est en lien avec le mental, il ne contribue pas aux pensées que nous élaborons comme le fait l'âme. Il n'est qu'un simple véhicule qui relaie ces pensées vers le monde extérieur et les reçoit en retour sous forme d'une information chargée d'énergie que nos sens ne peuvent percevoir.

L'esprit occupe le même espace que le corps physique et crée une structure électromagnétique pour l'âme. Cette structure, bien qu'invisible, est un miroir du corps physique ; elle relie l'âme et le corps et les rend inséparables. Par conséquent, ce qui affecte l'un affecte l'autre. De même que les pensées malsaines détruisent les défenses du moi physique et le rendent vulnérable à la maladie, de même elles détruisent l'énergie de l'esprit et le rendent vulnérable aux blocages ; ces derniers l'empêchent de jouer efficacement son rôle d'interface entre l'âme, le mental et le corps.

L'esprit est l'interprète énergétique des intentions de l'âme et a pour responsabilité de les faire circuler à travers le corps. Comme celle de l'âme, la vibration de l'esprit est plus intimement connectée à la partie du cerveau, utilisant le symbolisme et les métaphores, et dont les rétroactions dépendent des émotions. Agent de liaison neutre entre l'âme et le mental, l'esprit a comme fonction première de voir à ce que nos créations mentales soit transmises à l'extérieur. Ceci nous permet de réintégrer ces pensées sous forme d'expériences. L'esprit et l'âme fabriquent l'énergie du corps, laquelle est un reflet intérieur de ce qui arrive à l'extérieur.

L'esprit ne se contente pas simplement de voir comment la maladie affecte le corps physique. Il situe les choses dans un contexte plus vaste et fait voir comment le problème affecte la capacité de l'âme à réaliser ses objectifs. Il utilise sa nature vibratoire pour inciter le corps à supprimer tout ce qui fait obstacle à l'expression physique de l'âme. Bien que l'esprit ne puisse influer sur la qualité des pensées que nous élaborons, il peut refléter la façon dont elles nous affectent mentalement, émotionnellement et physiquement. Ainsi, il attire l'attention sur la rupture entre l'âme, le mental et le corps. Celle-ci peut se manifester sous forme de fatigue, de mal-être, de confusion mentale, de crises émotionnelles et de dépression.

Au moment de la mort, l'esprit fournit un véhicule à l'âme pour opérer sa transition entre le corps et le royaume de la lumière et de l'énergie.

L'énergie du corps...
un microcosme du corps physique

À l'intérieur de son univers complexe d'organes, de glandes et de systèmes, notre corps physique dispose d'un système de rétroaction (ou feed-back) multidimensionnel qui contribue à contrôler et réguler son mode de fonctionnement. L'énergie corporelle fournit une photo instantanée de ce qui se produit au niveau physique aussi bien que mental ; son flux reflète la façon dont ces éléments s'influencent mutuellement. Elle a pour fonction de soutenir la force vitale qui parcourt le moi physique et d'indiquer au corps comment absorber et répartir les effets de nos pensées, émotions, attitudes et croyances dans les cellules, les muscles, les organes, les glandes et tous les systèmes principaux.

L'énergie corporelle supervise non seulement toutes les activités énergétiques, électriques et métaboliques du corps physique, mais aussi la façon dont tous ces facteurs affectent l'interaction de l'âme, de l'esprit et du corps. De fait, elle est un double de ces trois instances et fournit, à l'aide des informations qu'elle obtient, une image claire de ce qui se passe en chacune d'elles sur le plan énergétique. Cet ensemble de données indique :

- Si les systèmes, les organes et les glandes fonctionnement adéquatement et, dans le cas contraire, lesquels de ces éléments fonctionnent mal et comment ils affectent tout l'organisme.

- La façon dont le stress et les facteurs extérieurs affectent le moi physique.

- Si l'énergie circule librement dans le corps et, dans le cas contraire, montre les endroits spécifiques où celle-ci est bloquée, congestionnée ou épuisée.

- S'il existe des facteurs psychologiques affectant l'interaction et la communication entre l'âme, l'esprit et le corps ou si une rupture est en train de se créer.

- Où survient la rupture et comment elle affecte le corps physique — si elle affecte seulement quelques organes et glandes, ou si elle affecte les systèmes vitaux et leurs composantes.

- La cause de la rupture — pensées, attitudes, croyances ou modèles de comportement malsains.

- Ce qu'il faut faire pour rétablir l'équilibre dans le corps physique de façon qu'il puisse se guérir lui-même et rétablir la communication avec l'âme et le mental.

L'énergie corporelle fournit beaucoup d'informations sur la santé du moi physique et sur la façon dont les intentions de l'âme viennent s'intégrer à sa physiologie. L'approche thérapeutique psycho-spirituelle accorde une valeur considérable à cette information et l'utilise pour mettre au jour les facteurs cachés derrière la maladie et découvrir les zones où ils s'accumulent sur le plan énergétique.

Un réseau de communication très développé

L'énergie corporelle est un réseau de communication très développé qui relie en permanence tous les systèmes du corps physique. Elle est l'interface qui nous permet d'interagir avec *toute chose*, à la fois intérieurement et extérieurement. Elle joue le rôle d'antenne, elle transmet et reçoit de l'information au moyen de ses fréquences vibratoires.

Quand l'énergie corporelle est en mode de transmission externe, elle fait circuler nos pensées et les intentions de notre âme vers le monde extérieur. Ces messages envoyés cherchent à attirer des expériences en accord avec nos pensées, et qui favoriseront notre croissance personnelle et nous permettront d'avancer. En mode de réception externe, toutes les composantes de l'énergie corporelle — l'âme, le cœur, les chakras, le système vasculaire autonome et le système nerveux central — intègrent l'information extérieure chargée énergétiquement. Elles l'interprètent, la répartissent et intègrent son énergie aux organes, glandes, os et muscles sous forme de souvenirs qui détermineront la façon dont ces parties du corps réagiront dans l'avenir.

Par ailleurs, quand l'énergie corporelle passe en mode de transmission interne, elle fait appel au corps physique, à l'âme et à l'esprit pour connaître leur état réel. Dans ce mode de réception interne, l'énergie corporelle puise dans l'information qu'elle a accumulée et joue un rôle de système rétroactif. Si elle reçoit un message à l'effet qu'un ou plusieurs aspects de ce que nous sommes ont cessé de fonctionner sainement, elle fera circuler cette information. Elle demandera aussi au mental de vérifier et identifier le problème et au corps, de le régler.

La plupart du temps, nous sommes inconscients du travail opéré par l'énergie corporelle sur les plans mental et physique, et nous prenons conscience de ses activités seulement quand survient un problème. Lorsque c'est le cas, nous en faisons l'expérience sur le plan physique — par la fatigue, la tension musculaire et le stress que nous ressentons — et mental lorsque ce problème prend la forme de la détresse et de la confusion émotionnelles.

Quand les pensées changent, l'énergie change

Il existe dans la vie quotidienne de nombreuses situations qui influencent la capacité du corps à se guérir lui-même. La pensée est toutefois celle qui a le plus grand impact. Comme disait Edgar Cayce : « L'esprit est le bâtisseur ». Or, quand son contenu est toxique, le corps est empoisonné sur les plans physique et énergétique. Et contrairement à ce que nous pourrions penser, il suffit d'une seule pensée négative forte pour enclencher le processus.

« L'énergie circule en suivant l'intention ». Cet adage illustre ce phénomène : nos pensées déterminent dans quels zones sont stockées nos énergies, et nos énergies sont là où nous plaçons nos pensées. Je m'explique. Les pensées sont de l'énergie ; elles développent des schémas qui circulent à travers le corps énergétique pour être transmis à l'extérieur. Elles se déplacent aussi à l'intérieur du corps énergétique interne en quête de feed-back sur la façon dont une nouvelle pensée affecte le corps physique et son fonctionnement.

Dans sa recherche interne d'information, le corps énergétique scrute les organes, les glandes et les systèmes vitaux du corps physique pour voir si l'un d'entre eux ne posséderait pas un souvenir similaire. Si c'est le cas, l'élément concerné fournit un feed-back : selon que cette nouvelle pensée est saine, elle ne causera aucune rupture entre le corps et l'âme ; si elle est malsaine, elle créera une perturbation dans le corps énergétique et une rupture entre l'âme et le corps physique.

Une fois ce feed-back reçu, il est envoyé au cerveau sous forme électrochimique pour une évaluation. L'information malsaine envoie à l'esprit un message chargé de stress et d'inconfort physique, tandis qu'une réponse saine envoie une sensation générale de bien-être global.

L'esprit a le choix d'agir sur ce qu'il a reçu, soit en modifiant la pensée ou en produisant des pensées similaires. Il peut choisir la dernière option si la pensée semble conforter les vieilles attitudes, croyances et thèmes centraux. Néanmoins, le simple fait que des pensées soient familières ne signifie pas qu'elles soient nécessairement saines, ce qui est le cas pour les maladies chroniques. La plupart d'entre elles représentent une certaine forme de pourriture — soit la désintégration des pensées malsaines ou la dégradation du corps résultant de telles idées.

Des maladies telles que l'arthrite, les problèmes digestifs, la maladie cardiaque, les maladies auto-immunes dont le lupus, la fatigue chronique, la fibromyalgie et même le cancer sont autant de moyens employés par le corps afin d'avertir l'esprit qu'il est temps d'en finir avec des schémas de pensée à l'origine d'un état mental malsain. Ces maladies font voir comment de telles pensées, avec les années, ont fini par démolir le corps au point que celui-ci est en train de succomber aux ravages du stress prolongé. Elles nous montrent aussi la façon dont ces modèles influent sur la capacité de l'énergie corporelle d'obtenir une interprétation exacte du moi physique et de fournir le feed-back nécessaire au maintien de la santé de l'âme, de l'esprit et du corps ainsi que d'une communication efficace entre ces éléments.

La vérité au sujet de la guérison

Il existe une veille vérité philosophique au sujet de la guérison : *celle-ci n'est pas seulement une science, elle est une façon de vivre.* Elle devrait se produire à tout moment et pas seulement quand nous craignons qu'une douleur ou un symptôme indique la présence d'un problème plus sérieux. Pour jouir de la santé au cours de notre vie, nous devons harmoniser nos expériences dans le monde extérieur avec les intentions de notre âme. Pour ce faire, nos pensées doivent refléter nos besoins et non pas notre conditionnement, ou encore les exigences ou les désirs d'autrui. En gérant nos pensées, tout simplement, nous pouvons vivre de façon saine et conserver une bonne santé. Si nous tombons malade, nous devons pour guérir chercher à l'intérieur de nous les motifs cachés derrière la fabrication de pensées malsaines. Si nous sommes en santé, nous devrions quand même analyser nos pensées à titre de mesure préventive. Si les pensées sont désalignées, nous devons les changer, même si c'est pénible.

Le processus de guérison exige que nous examinions nos relations humaines afin de voir si celles-ci favorisent l'apparition de pensées problématiques. Cela implique parfois d'abandonner des liens périmés ou de co-dépendance pour en créer de nouveaux. Il faut aussi développer son intuition, car celle-ci est la voix de l'âme et elle nous permet de déchiffrer plus facilement les messages du corps énergétique et du corps physique. Il faut élargir sa perception de la guérison et la considérer comme un instrument de libération des facteurs sous-jacents à la maladie, même ceux qui sont profondément enfouis dans les coins sombres de l'esprit et du corps.

Mais par-dessus tout, une vie sous le signe de la guérison exige que nous menions une existence avec un esprit rempli de douceur et de grâce, ainsi que la compassion et l'amour de l'âme — car ce sont là les plus grands de tous les guérisseurs, et ils constituent les principes fondamentaux de l'art divin de la guérison.

CHAPITRE 3

L'art divin de la guérison intérieure

❧ ──────────────────────────────── ☙

Si nous pouvions considérer notre corps comme étant la pointe de l'iceberg, nous comprendrions que ce que nous y voyons n'est qu'une très petite partie de ce qui détermine notre état de santé. Ce qui se joue sous la surface est considérable et affecte notre structure tout entière ; il est possible que nous ne soyons même pas conscients de son existence — sauf si nous tombons malade. La métaphore de l'iceberg nous permet de prendre conscience des aspects dont il faut tenir compte pour jouir d'une vie saine et comprendre que certains facteurs invisibles affectent l'organisme humain. Comme cette métaphore l'illustre, pour jouir d'une bonne santé, il ne faut pas s'occuper uniquement des besoins du corps physique : il faut aussi se préoccuper des besoins de l'âme et de l'esprit. Elle nous permet de comprendre pourquoi la guérison est une façon de vivre et d'être.

En utilisant encore une fois l'image de l'iceberg, on peut dire que la couche placée directement sous la surface constitue le comportement ; elle représente la façon dont nous agissons, ce que nous faisons, ce que nous mangeons, la façon dont nous interagissons avec les autres, comment nous gérons le stress dans notre vie, comment nous prenons soin de nous-mêmes, et comment nous nous prémunissons contre la maladie. Si nos schémas nous incitent à avoir un mode de vie équilibré et s'ils sont en accord avec les besoins de l'âme, de l'esprit et du corps, alors nous sommes en bonne santé. Toutefois, si notre comportement constitue de l'auto-sabotage, si nous nous enfermons dans des pensées nuisibles et entretenons de mauvaises habitudes, alors nos risques de développer une maladie augmentent. Nous sommes également moins enclins à rester en contact avec notre corps ou à agir aussi rapidement qu'il le faudrait pour modifier un comportement qui mine notre santé.

Juste sous la couche des comportements, nous trouvons les croyances — des pensées répétitives qui se sont installées dans notre esprit — ainsi que les thèmes centraux récurrents : des croyances qui se sont fixées dans nos comportements. Les croyances sont responsables de la formation d'habitudes et de zones de confort ; elles sont difficiles à changer parce que l'esprit croit qu'elles sont vraies. Conséquemment, ce dernier va les soutenir, même au détriment de notre état physique et mental.

Les thèmes centraux nous amènent à perpétuer les croyances formées par le conditionnement, les coutumes sociales, les interactions avec les autres, les circonstances financières et les attentes familiales. Les croyances et les thèmes centraux sont responsables des comportements contre nature ; ils sont aussi responsables de notre malaise sur les plans physique et mental et de nos souffrances sur le plan émotionnel. Ils faussent notre perception de la réalité.

La couche suivante de l'iceberg représente notre état émotionnel, et comprend nos émotions et nos attitudes. Dans cette couche nous découvrons notre conception générale de la vie et nous trouvons l'enfant intérieur blessé. Cette section révèle comment le conditionnement a affecté la perception que nous avons de nous-mêmes et comment nos interactions avec les autres ont affecté notre valeur personnelle et notre estime de soi. C'est là que sont logés nos peurs et notre solide attachement à celles-ci. Elles affectent les couches au-dessus, ce qui donne naissance à des croyances malsaines, des thèmes centraux et un comportement destructeur.

La couche sous les émotions représente notre état mental. Si les schémas de pensée prédominants que nous créons sont en accord avec les intentions de l'âme et les besoins du corps, alors l'iceberg pourra se déplacer librement. Il résistera aux périodes difficiles et la pointe se tiendra droite. D'un autre côté, si les schémas de pensée que nous élaborons sont malsains — s'ils compromettent notre nature

véritable, créent des perceptions de nous-mêmes fausses ou déformées, ne suscitent pas l'adoption d'un comportement sain — alors la
fondation de l'iceberg sera compromise et sous-développée. Pleine de
fissures, elle aura de la difficulté à demeurer stable.

La plus grande partie de l'iceberg, une partie que l'on voit rarement, est la couche spirituelle, constituée du corps énergétique et de
l'âme. Cette section sert de fondation sur laquelle s'édifient les états
physique, mental et émotionnel. Elle contient les pouvoirs de guérison qui peuvent transformer, transmuter et transcender la maladie.
C'est la couche de notre nature spirituelle et elle reflète le moi qui
prend conscience de son évolution vers la complétude. Le corps énergétique et l'âme représentent notre façon d'être et notre perception
d'ensemble de la vie. Cette couche spirituelle fournit l'orientation dont
nous avons besoin pour recouvrer une bonne santé mentale et physique. Elle répond à la question « qui suis-je ? » et « quelle est ma raison d'être ? » C'est la partie de l'iceberg qui demeure constamment
stable et qui garde l'ensemble à flot, même lorsque les autres couches
grugent ses fondations. C'est de la couche spirituelle qu'émergent les
émotions thérapeutiques d'amour et d'espoir, de même que les attitudes
de pardon, d'optimisme et de gratitude. Celles-ci sont si puissantes
qu'elles provoquent des changements instantanés dans le corps énergétique et rétablissent l'équilibre dans toutes les autres parties.

Toutefois, les pouvoirs de guérison qu'offre cette couche ne sont
accessibles que si la couche au-dessus — la couche des pensées —
accepte son existence et reconnaît que nous pouvons nous guérir.
Pour que cela se produise, l'âme offre une méthode qui transforme
simultanément tous les disfonctionnements dans toutes les couches.
Le seul élément indispensable à cette réalisation est la volonté de
modifier ses pensées.

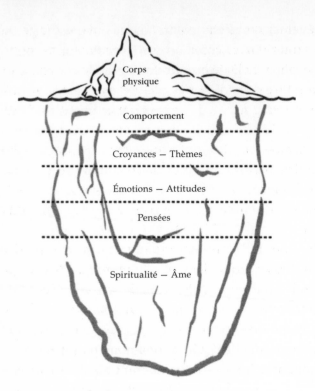

Le modèle de guérison

Les étapes de ce modèle de guérison — évaluation, éducation, orchestration et libération — sont simples, transformatrices, faciles à comprendre, simples à suivre et immédiatement applicables à toute situation. Pourtant, tout en étant très simples, elles ont un impact considérable sur l'âme, l'esprit et le corps.

Évaluation

L'évaluation est un processus d'autodiagnostic qui nous permet de nous situer sur les plans mental, émotionnel et physique à tout moment. Elle nous oblige à prêter attention à la façon dont nous menons notre vie et à vérifier si nous faisons ce qu'il faut pour conserver une bonne santé, ou si nous laissons le stress user notre corps physique.

Pour évaluer notre état mental, nous devons diriger notre attention vers l'intérieur et créer un environnement où nous pourrons nous percevoir au delà de nos limitations et de nos conditionnements. La nature réflexive de l'esprit nous permet d'écouter nos conversations intérieures pour voir si elles sont empreintes de critiques, de jugements ou d'autodénigrement. Si elles sont toxiques, alors notre corps le sera aussi. Si elles sont autodestructrices, alors elles perturberont l'équilibre naturel de l'âme, de l'esprit et du corps et provoqueront une déconnexion. L'évaluation mentale nous permet d'observer la qualité de nos pensées et d'observer comment elles affectent notre état d'esprit.

L'évaluation de l'état émotionnel nous permet de découvrir les blessures enfouies profondément à l'intérieur, et de voir quelles peurs nous y avons attachées. Une fois celles-ci dévoilées, nous pouvons examiner nos options. Allons-nous leur permettre d'affecter notre vie plus longtemps? Allons-nous accepter de demeurer l'otage de nos blessures émotionnelles? Ou allons-nous plutôt retirer les charges qui leur sont attachées — nous libérant ainsi de leur emprise — et commencer à vivre en accord avec les besoins de l'âme, de l'esprit et du corps?

L'évaluation de l'état physique nous permet de «prendre la pression» des sensations et du fonctionnement du corps. Y a-t-il des douleurs, des malaises, des problèmes de santé chroniques, ou une baisse de vitalité? Nous accordons-nous suffisamment de repos? Notre alimentation est-elle favorable à une bonne santé et à la guérison? Donnons-nous à notre corps l'exercice dont il a besoin? Gérons-nous notre stress — ou est-ce lui qui nous mène?

L'éducation

La maladie est un guide extraordinaire parce qu'elle nous force à étudier en profondeur notre façon de penser et nos agissements. Elle nous encourage à explorer notre personnalité, nos croyances, nos thèmes centraux, nos peurs, notre conditionnement, notre histoire biologique, nos forces, nos faiblesses, ainsi que les perceptions que nous avons de nous-mêmes (tant positives que négatives). Elle encourage le changement, l'exploration des possibilités et la recherche de divers moyens pour transformer des situations toxiques en situations saines.

La maladie nous révèle les limites de notre perception de la réalité et nous fait voir l'importance de découvrir les croyances malsaines que nous véhiculons inconsciemment à propos du bien-être. La maladie nous enseigne l'importance d'exprimer nos émotions et de ne pas les garder enfouies à l'intérieur, sous prétexte que nous avons peur que les autres ne nous aiment pas ou ne nous acceptent pas. Être malade nous offre une occasion de trouver des façons efficaces de dire ce que nous ressentons et nous enseigne l'importance d'établir de saines limites émotionnelles.

Lorsque frappe la maladie, elle nous dit de façon claire et succincte ce qui se passe sous la surface de notre peau, nous encourageant à en apprendre davantage sur le fonctionnement de notre corps, et à observer ce qui lui arrive lorsque nous n'en prenons pas soin. Une telle expérience nous enseigne à identifier les aliments que nous devons manger pour entretenir sa vitalité. Nous apprenons, par exemple, que lorsque notre alimentation est riche en sucre et en hydrates de carbone simples, nous connaissons des accès d'énergie soudains, mais que ceux-ci sont immédiatement suivis de fatigue extrême et de « vague à l'âme ». Nous découvrons les effets du stress et l'importance de développer des stratégies pour y faire face de façon à en minimiser les effets.

La maladie nous enseigne l'importance de la gestion de l'esprit et nous fait voir comment la qualité de nos pensées détermine la qualité de notre santé. Elle nous apprend qu'il est important d'essayer de nouvelles choses et d'explorer toutes nos options.

L'orchestration

C'est ici que ça se corse. À cette étape, c'est pleins gaz sur la voie rapide de la guérison — le changement est inévitable. C'est aussi le processus qui nous offre la meilleure occasion d'utiliser toute notre puissance.

Après avoir pris le temps de nous évaluer et d'étudier ce que nous devons faire pour avancer sur la voie de la guérison, l'âme, l'esprit et le corps ne sont plus partisans d'une attitude « d'attente et de laisser faire ». Il est peu probable qu'ils nous permettent de perpétuer des pensées limitatives, des croyances malsaines, de mauvaises habitudes, et des schémas de comportements destructeurs. Nous pouvons essayer, mais l'inconfort mental et émotionnel dont nous ferons l'expérience sera quelquefois plus grand que la douleur et les souffrances associées à la maladie.

Le processus d'orchestration nous offre l'occasion d'essayer quelques-unes des options que nous avons découvertes à l'étape de l'éducation et d'entreprendre des activités qui favorisent la santé. Nous avons l'occasion d'élargir notre conscience et de constater avec plaisir que la perception que nous avions de nous-mêmes se transforme. Dans cette partie du processus de guérison, nous apprécions davantage la vie et les relations que nous avons nouées. Nos façons d'agir et de penser changeront et nous évoluerons vers l'accomplissement de soi dont parlait Abraham Maslow dans son livre célèbre, *Vers une psychologie de l'être*. Il a décrit des personnes qui se sont réalisées, non pas comme si elles n'avaient jamais eu de problèmes, mais comme des individus qui ont appris à faire passer ces problèmes de l'irréel au réel. Ces individus ont orchestré efficacement les changements qui s'imposaient afin de modifier leur perception de la maladie. Ils se sont libérés des entraves du passé.

Libération

Cette étape dans le processus de guérison est la récompense de notre engagement et de notre détermination, car nous avons poursuivi notre route, même si c'était inconfortable par moments. L'élévation au-dessus de notre état mental actuel et son dépassement sera le point culminant de cette étape. La libération de notre passé nous offre l'occasion de vivre dans la joie, sans les douleurs et les souffrances causées par nos blessures émotionnelles. Libérés des fausses perceptions de soi, nous sommes en mesure de découvrir qui nous sommes réellement et ce que nous pouvons accomplir.

La libération élargit notre façon de penser, de nous lier aux autres et d'interagir avec le monde extérieur. Nous observons des changements dans notre comportement parce que notre façon d'agir n'est plus dictée par de vieilles croyances et des thèmes centraux. Toutefois, être libéré ne signifie pas abandonner le passé; nous canalisons simplement l'information qu'il nous procure dans une autre direction. Au lieu de lui permettre de diriger notre vie, nous utilisons ses leçons pour vérifier si le comportement que nous adoptons est bien celui que nous voulons ou s'il correspond à ce que les autres croient qu'il devrait être.

La libération nous incite à rompre avec l'ancien et à créer le nouveau — de nouvelles façons de penser, d'être et de vivre, et de nouvelles méthodes pour satisfaire les besoins de l'âme, de l'esprit et du corps. Pour ce faire, nous devons prendre ce que nous avons appris et le combiner à la sagesse de notre âme, laquelle contient dans son énergie les sept principes universels de guérison.

Les sept principes universels de guérison

1. Vous avez le pouvoir de vous guérir. Le corps physique est conçu pour se guérir lui-même et il est muni d'un système de défense qui écarte les facteurs externes et internes de maladie. Il a le pouvoir de se régénérer en créant de nouvelles cellules tous les jours. Nous ne pouvons empêcher ce phénomène de se produire que lorsque nous croyons qu'il ne le peut pas, et lorsque nous ne lui donnons pas ce dont il a besoin : du repos, une alimentation adéquate et de l'exercice.

2. Vous seul pouvez vous guérir. Personne d'autre ne peut le faire. Créer une équipe de guérison est d'une grande valeur lorsque nous faisons face à une maladie parce que ses membres peuvent offrir des connaissances, des suggestions, des perspectives différentes, et plus important que tout, leur soutien. Par contre, ils ne peuvent vous guérir — vous seul pouvez le faire. C'est un voyage personnel de découverte de soi et d'évolution spirituelle. Personne d'autre ne peut faire l'expérience de vos émotions, comprendre le fonctionnement de votre esprit, ou créer vos pensées. Les autres peuvent vous aider à identifier les schémas malsains, mais vous seul pouvez les changer.

3. Guérir l'âme d'abord ; la guérison de l'esprit et du corps suivra. L'âme, l'esprit et le corps ont des besoins différents ; et s'ils reçoivent ce dont ils ont besoin, ils demeurent en santé tous les trois. Toutefois, si l'un d'eux est négligé, alors il se produit une rupture et ils souffrent tous. La guérison rétablit la connexion entre l'âme, l'esprit et le corps. Alors que la médecine a comme principe de s'occuper du corps d'abord, l'art divin de la guérison nous rappelle de commencer avec l'âme, car elle est la source de notre être et parce que c'est elle qui anime le corps et l'esprit. Si nous commençons ici, alors les autres suivront automatiquement. Quels sont les besoins de l'âme ? Connaître une vie remplie de joies et de sens, la croissance personnelle et l'expression de ses intentions par les pensées, les mots et les actions.

4. Seul l'amour guérit. L'énergie de l'amour contient un incroyable pouvoir de guérison. Lorsque vous offrez de l'affection à une partie votre corps qui est douloureuse ou qui ne fonctionne pas adéquatement, celle-ci met en branle les pouvoirs réparateurs de l'âme et de l'esprit. Sur ce dernier plan, il y a déplacement de l'attention : de l'identification d'un problème à la recherche de solution ; l'âme, elle, étreint cette partie du corps et l'inonde d'un amour inconditionnel. Cette émotion vit dans le moment présent, celui où la guérison se produit — elle ne se produit ni dans le passé ni dans le futur.

5. Le pardon crée de la place dans le cœur pour l'amour. Lorsque nos cœurs sont remplis de peurs, de colère, de tristesse ou de désespoir, il n'y a pas de place pour l'attention affectueuse, sans laquelle il est difficile de demeurer en santé. Alors que l'amour est associé à l'âme, le pardon est lié à l'esprit et représente la libération des charges émotives attachées à des pensées nocives — qui entretiennent un comportement de victime et nous amènent à vivre de façon approximative plutôt que de vivre pleinement. Le pardon élimine les blocages dans le corps énergétique de sorte que l'information peut circuler librement et apporter le feed-back dont l'âme, le corps et l'esprit ont besoin pour demeurer en santé. Utilisant le mode vibratoire, il supprime les croyances malsaines et les peurs retenues dans la colonne vertébrale, ainsi que les charges émotionnelles toxiques retenues dans les organes, les glandes et les muscles. Il entame le processus de guérison et fortifie notre immunité de sorte que nous sommes moins susceptibles de tomber malade.

6. Le changement est le seul plan d'action. Le processus d'évolution se déroule sous le signe du changement ; il n'y a pas d'autre option possible dans la vie. C'est ce qui se produit, une pensée à la fois. Le changement refaçonne notre façon de penser et nous fait avancer du passé vers le présent, et du présent vers le futur. La première étape de transformation est le pardon et la suivante est l'amour. Lorsque nous nous pardonnons ainsi qu'à ceux qui nous ont blessés, nous élargissons notre espace mental et faisons ainsi de la place pour des pensées nouvelles ; de plus, nous dilatons notre cœur de sorte que notre capacité d'aimer augmente. Lorsque nous devenons malade, notre âme, notre esprit et notre corps, tous appellent au changement. Ils nous avertissent que quelque chose ne fonctionne pas, qu'il y a une déconnexion entre eux, et que tout cela affecte leur bien-être. Dans le modèle psycho-spirituel offert par l'âme, on nous rappelle que si nos pensées sont malades, notre corps l'est aussi. La seule façon de guérir les deux c'est de modifier notre façon de penser. Henri Bergson a résumé le pouvoir de guérison du changement lorsqu'il a dit : « Exister c'est changer ; changer c'est mûrir, mûrir c'est continuer à se créer sans fin. »

7. Concentrez-vous sur ce que vous voulez plutôt que sur ce que vous ne voulez pas. La guérison fonctionne avec la Loi de l'attraction : *Ce que vous pensez, vous le devenez. Ce que vous devenez, vous le pensez.* La meilleure façon de vérifier si vos pensées sont saines est d'examiner votre style de vie, vos relations, votre santé. Si ce que vous voyez n'est pas ce que vous voulez, alors changez-le. Nous sommes tous assaillis, à un moment ou l'autre de notre vie, par ce problème : il semble que nous attirons ce que nous ne voulons pas, plutôt que ce que nous voulons. C'est parce que nous nous concentrons tellement sur les pensées que nous ne voulons pas que nous les répétons sans cesse, tout en les renforçant avec de fortes émotions négatives. C'est un peu comme essayer de ne pas penser à un hippopotame — plus nous nous répétons de ne pas y penser, plus nous y pensons. Puis, au fur et à mesure que nos pensées se multiplient, notre colère envers nous-mêmes augmente et nous nous reprochons de ne pas nous débarrasser de ces pensées. En fait, ce scénario est plutôt ridicule — c'est comme un chien qui court après sa queue de façon obsessive. La seule façon d'arrêter le processus c'est de le changer.

La maladie n'apparaît pas du jour au lendemain

Si nous pouvions changer notre perception de la maladie et comprendre qu'elle se développe avec le temps, nous pourrions être plus aimants et indulgents envers nous-mêmes et plus patients durant le processus de guérison. Peut-être même développerions-nous une perception différente de ce qui est requis pour guérir, et plutôt que de compter sur les autres, adopterions-nous un rôle plus actif dans le processus, en modifiant les aspects de notre vie qui ne sont pas sains.

Prenez le cancer par exemple. Cette maladie n'apparaît pas soudainement. Physiquement, elle met du temps à se développer avant d'atteindre ce point où elle peut être diagnostiquée à l'aide de tests. Ça prend des mois — et dans certains cas, des années — pour que les cellules se transforment en une tumeur ou une masse. Sur le plan mental, ça prend des années de conditionnement, de fonctionnement dans un environnement où des pensées malsaines orientent le comportement, soutiennent des habitudes nuisibles, et entretiennent un état d'esprit qui concentre l'attention sur ce qui est négatif et sur les problèmes de la vie. Sur le plan émotionnel, ça prend des années d'émotions réprimées, d'incapacité à exprimer nos besoins émotionnels, de compromissions en ce qui a trait à notre véritable nature et de blessures auxquelles on donne la permission d'affecter la qualité de notre vie.

La maladie — que ce soit une grippe, un simple rhume, ou quelque chose de plus grave comme le cancer — est le résultat d'un état mental malsain qui a affaibli le système immunitaire sur une certaine période de temps, au point où ce dernier perd son efficacité à protéger le corps contre des envahisseurs venus de l'extérieur (tels que des virus ou des bactéries) ou des menaces internes (telles que des pensées malsaines et des émotions et attitudes négatives). Ce n'est pas quelque chose qui arrive à l'improviste. Ça prend du temps.

Si nous apprenons à écouter les messages subtils que le corps nous envoie avant qu'ils deviennent des appels pressants de passer à l'action, nous serons en mesure de diminuer de façon importante nos risques de contracter une maladie. Nous reconnaîtrons que le corps nous fournit constamment un feed-back sur son état mental et physique, et qu'il peut même nous dire ce que nous devons changer pour recouvrer la santé. Toutefois, nous devons aussi comprendre la nature de la maladie et découvrir ce qui se cache vraiment derrière elle.

PARTIE II

Découvrir ce qui se cache vraiment derrière la maladie

*La vérité au sujet de notre enfance est emmagasinée dans notre corps,
et même si nous pouvons la refouler, nous ne pouvons jamais la changer.
Notre intellect peut être dupé, nos sentiments manipulés,
nos perceptions embrouillées et notre corps trompé par les médicaments ;
mais un jour le corps présente la facture, car il est aussi incorruptible
qu'un enfant dont l'esprit ne connaît pas de demi-mesures ;
il n'acceptera ni compromis ni excuses et ne cessera de nous tourmenter
que lorsque nous accepterons de regarder la vérité en face.*
— extrait du livre *Le drame de l'enfant doué* d'Alice Miller

*L'émotion est le moment où le silex rencontre la pierre ;
une étincelle jaillit, car l'émotion est la principale source de conscience.
Il n'y a pas de passage de l'obscurité à la lumière
ou de l'inertie au mouvement sans émotion.*
— extrait du livre *Les archétypes et l'inconscient collectif* de Carl Jung

*Partout, les gens aiment croire à ce qu'ils savent être faux.
Ainsi, ils ne sont pas obligés de faire l'effort de penser par eux-mêmes
et d'accepter la responsabilité de ce qu'ils savent.*
— extrait de *Once Around the Sun* de Brooks Atkinson

CHAPITRE 4

À chacun son histoire

Vous souvenez-vous de l'époque où vous aviez 3, 6, 10 ou 13 ans? Moi je m'en souviens, mais franchement, je préférerais que ce ne soit pas le cas. J'étais une enfant précoce qui semblait vouloir demeurer toute sa vie au stade des billions de «pourquoi». Et quand je repense à cette époque de ma vie, je comprends pourquoi mes parents, mes professeurs, ainsi que les autres adultes que je rencontrais étaient aussi frustrés, bouleversés et en colère contre moi. De mon point de vue, j'essayais simplement de comprendre et d'apprendre… et de leur montrer à quel point j'étais intelligente; après tout, c'était pour cela qu'on me louangeait.

Je me souviens de mon père qui disait à ses amis : «Carol est la plus douée de mes enfants et elle sera la première de notre famille à obtenir son diplôme d'études secondaires». Il était si fier de moi! Et parce qu'il l'exprimait, je me sentais importante et unique. Cependant, je réalise aujourd'hui qu'en essayant d'être à la hauteur de ses attentes, je devais supporter une pression énorme; et je suis certaine que cela a contribué de façon significative au développement chez moi de ce désir irrépressible d'atteindre la perfection.

Je me souviens aussi que la formulation de toutes ces questions par une petite fille était considérée comme tout à fait charmante, mais plus je grandissais et plus ce comportement posait problème. Certaines paroles qui possédaient une charge émotive très forte me sont restées en mémoire; des paroles que mes parents et mes professeurs me lançaient sur un ton si venimeux que j'en restais abasourdie, me demandant ce que j'avais fait de mal. Je me souviens que chaque fois que cela se produisait, j'étais bouleversée, je me sentais rejetée, stupide, pleine de ressentiment, déçue, inadéquate et parfois même, mal aimée.

Je me souviens d'un incident survenu alors que j'étais en deuxième année du cycle primaire ; et je n'ai pas oublié non plus d'autres incidents qui se sont produits pendant mes études secondaires. Aujourd'hui, alors que je repense à chacun de ces événements, je vois que même s'ils semblaient différents, ils étaient tous semblables — et je revivais la même situation, à 4, 7, 13 et même 16 ans — l'impact était le même sur le plan émotionnel. J'étais profondément blessée, mon estime de soi faisait un plongeon et la perception que j'avais de moi-même et de mon intelligence diminuait de façon drastique. L'impact a été si grand qu'encore aujourd'hui, lorsque je me retrouve dans des situations similaires, je peux éprouver à nouveau ces émotions, non seulement en esprit mais aussi dans mon corps, à travers les maux et les douleurs dont j'ai fait l'expérience.

Donc, c'est mon histoire. Quelle est la vôtre ? Car chacun a la sienne. Certaines sont bonnes et d'autres sont affreuses ; certaines sont amusantes, tandis que d'autres sont tragiques et poignantes, voire même scandaleuses. En fait, nous avons tous au moins une bonne histoire que nous racontons sans cesse aux autres afin d'obtenir l'attention dont nous avons besoin, ou encore, pour justifier la piètre estime que nous avons de nous-mêmes. Nous racontons ces événements afin d'expliquer pourquoi nous portons un bagage émotionnel spécifique ou pourquoi ce dernier est aussi lourd. Ce récit nous permet de nous justifier, d'expliquer pourquoi nous avons peur d'aimer, de guérir, de changer et de réussir, pourquoi nous sommes aux prises avec de l'anxiété et d'autres problèmes. Nous voulons que les gens nous réconfortent, nous témoignent de la compassion, nous aident, et même, nous aiment.

Il est intéressant de noter que les récits et les charges émotionnelles que nous leur conférons ont tendance à demeurer cohérents durant toute notre vie. Cependant, l'utilisation que nous en faisons change au fil des ans. À certains moments, ces récits nous permettent d'expliquer pourquoi nous demeurons prisonniers du passé; d'autres fois, ils nous permettent d'éviter de poser des gestes qui nous répugnent. Nous intéressons les gens à nos drames et à nos traumas afin qu'ils partagent nos soucis et nos peines; et nous culpabilisons même les autres pour ce qu'ils nous ont fait, ou encore, nous leur reprochons de ne pas nous aider.

À d'autres moments, nous utilisons nos récits différemment. Au lieu de favoriser le développement d'un comportement limitatif et autodestructeur, ceux-ci nous aident alors à comprendre nos émotions et à découvrir pourquoi nos perceptions sont déformées. Une fois parvenus à l'âge adulte, quand nous les envisageons de cette façon, nous pouvons utiliser nos récits pour identifier les limitations sur le plan mental qui nuisent à notre épanouissement et nous incitent à croire que nous ne pouvons réaliser nos objectifs ou vivre nos rêves. À ce moment-là, nos récits constituent de puissants motivateurs positifs; ils jouent le rôle de catalyseurs et nous permettent d'effectuer des changements. Ils peuvent aussi avoir un effet de guérison quand nous les partageons avec des personnes qui ont subi les mêmes blessures émotionnelles que nous.

Je suis convaincue que vous connaissez des histoires de persévérance, de constance, de détermination et d'intrépidité; vous connaissez probablement une personne qui a eu le courage de traverser la sombre nuit de l'âme pour découvrir la lumière à la fin de son périple. Et tous ces récits de lutte et de victoire contre le cancer? Et ces personnes qui ont surmonté de nombreux obstacles qui paraissaient infranchissables afin de participer à l'ébauche d'un monde meilleur pour tous? Dans ces situations, la répétition d'un récit est non seulement appropriée mais elle correspond à un besoin impérieux, car les histoires servent d'inspiration et offrent de l'espoir. Nous avons tous besoin d'une dose quotidienne de motivation pour rester en santé et engagés dans la vie de façon positive. Ce genre d'histoires nous touche et nous donne le courage de continuer d'avancer quand notre situation devient plus difficile.

Nous devons nous méfier de ces récits qui encouragent l'apitoiement sur soi, l'attitude de victime et qui suscitent chez nous des émotions destructrices telles que le désespoir, le sentiment d'impuissance, la déception, la haine et la colère. Ces récits ne sont pas vraiment utiles dans la mesure où ils constituent des excuses dont nous nous servons ; ils nous empêchent d'exprimer notre véritable potentiel ; ils nous donnent une mauvaise image de nous-mêmes et nous emprisonnent dans des scénarios qui nous empêchent de courir des risques ou d'essayer quelque chose de nouveau. Ils sont les scénarios mêmes qui nourrissent nos peurs, nous rendent vulnérables sur le plan émotionnel et nous amènent à compromettre notre vraie nature. Ils nous incitent à restreindre notre expression et à ne pas faire connaître nos besoins sur le plan des émotions. Ces récits-là, nous devons les changer, sinon ils finiront par se manifester dans notre corps sous forme de maladie plus tard au cours de notre vie.

Éclaircir le mystère de nos origines

Le développement de notre véritable nature est un processus extraordinaire. C'est avec l'esprit ouvert, avec naïveté et innocence que nous entrons dans ce monde. Tout ce que nous faisons est nouveau. La vie nous apporte joie, étonnement, émerveillement et excitation, et de petits accomplissements constituent pour nous un grand plaisir. À l'époque où nous sommes encore des bébés, nous poussons des cris perçants afin d'exprimer notre ravissement la première fois que nous entendons notre voix et prenons conscience de nos rires, et nous passons de longs moments captivés par le mouvement de nos mains et de nos doigts. Bambins, nous sommes aux anges lorsque nous nous approchons d'une table, et tout à fait enchantés, lorsque nous faisons nos premier pas.

Nous jetons un coup d'œil autour de nous pour voir si quelqu'un nous observe et nous apprenons à observer l'expression des visages de nos parents afin de voir s'ils sont excités, eux aussi. S'ils frappent des mains et nous acclament, notre estime de soi grandit et nous sommes prêts à faire d'autres essais jusqu'au jour où nous pourrons marcher sans aide. D'un autre côté, s'ils nous réprimandent lorsque nous pouvons nous déplacer et touchons à la table ou à certains objets, nous devenons confus en recevant ces messages contradictoires. Nous découvrons peu à peu ce qui les rend heureux et ce qui leur déplaît.

Cependant, tandis que nous prenons de plus en plus conscience de ce qui fait plaisir à nos parents, notre centre d'intérêt principal demeure quand même nos besoins et le désir d'obtenir ce que nous voulons au moment où nous en avons besoin. Si nécessaire, nous laissons libre cours à nos émotions pour atteindre notre but. Notre détermination est indéfectible.

Au cours de la période de trois à six ans, un changement significatif se produit. Nous entrons dans la phase de socialisation : nous ne sommes plus le centre de l'Univers, mais nous partageons avec les autres le feu des projecteurs. Résultat : nous sommes en compétition pour obtenir l'attention et nous recherchons les louanges, la reconnaissance, l'approbation et l'acceptation afin de nous sentir aimé et d'avoir une bonne image de nous-mêmes.

Notre motivation passe de nos propres désirs à ceux des autres. Nous prenons conscience du temps et des règles, et nous découvrons que nos souhaits ne seront exaucés que si nous sommes dociles et nous adaptons aux exigences des autres. Nos explosions d'émotions ne sont plus tolérées et nous sommes réprimandés lorsque nous faisons certaines choses qui nous étaient permises lorsque nous étions des bambins. Nos réactions émotionnelles ressemblent de plus en plus à celles des personnes qui nous entourent : parents, fratrie, éducatrice en garderie et enseignants.

Mais malgré cette adaptation, notre enfant intérieur demeure curieux, courageux, rebelle et prêt à se lancer dans de nouvelles aventures. L'apprentissage de la bicyclette en constitue un bon exemple. La pensée de conduire un vélo pour la première fois nous excite car nous espérons goûter à la liberté, l'indépendance et maîtriser la situation. La première fois que nous montons sur un vélo, nous nous sentons en sécurité parce que nos parents nous ont dit que ce dernier possédait des roues d'entraînement qui allaient nous empêcher de tomber. Nous apprenons à compter sur ces roues pour rester bien droit et avancer. Puis ces roues sont enlevées et nous devons faire de grands efforts pour trouver notre équilibre et le conserver. Nous tombons, nous nous relevons et essayons à nouveau jusqu'à ce que nous maîtrisions l'art de conduire une bicyclette. Nous ne pleurons pas quand nous tombons, et nous ne renonçons pas. Nous n'avons tendance à nous décourager et à réagir de façon émotive que lorsqu'une personne doute de nos capacités et nous le signifie ; et si des adultes nous réprimandent parce que nous pleurons, nous en concluons que ce n'est pas bien de le faire.

Les années de 6 à 13 ans présentent une myriade de nouveaux problèmes et défis pour nous parce que c'est durant cette période que nous sommes le plus impressionnable et vulnérable émotionnellement aux perceptions et opinions des autres, même s'il s'agit de parfaits étrangers. De fait, la majorité des histoires que nous racontons à plusieurs reprises à l'âge adulte prennent leur source durant cette période, car c'est à cette époque que nous développons l'estime de soi, la confiance en soi ainsi que la perception que nous aurons de nous-mêmes dans l'avenir. C'est à cette époque que le conditionnement fait payer le plus lourd tribut à notre personnalité et notre expression personnelle, parce que c'est à cette époque que nous choisissons consciemment de supprimer l'enfant qui est en nous. On nous enseigne que l'expression de nos émotions ou le simple fait de parler de nos besoins n'est pas nécessairement une bonne idée ; cette expression n'est pas appréciée, ni acceptée, ni même appropriée. Notre perception de l'amour se forme peu à peu et nos attentes concernant les relations que nous développerons à l'âge adulte se précisent.

Durant ces années, nous commençons aussi à chercher à l'extérieur de notre milieu familial la reconnaissance, la valorisation et l'acceptation dont nous avons grandement besoin. Nous avons besoin que les gens nous aiment et nous disent que nous sommes uniques, intelligents, artistiques, joyeux, pleins de ressources ou talentueux. C'est au cours de cette période que notre histoire devient peu à peu notre identité. Si les gens nous disent que nous sommes des étudiants intelligents, de bons enfants, fiables, agréables à fréquenter, beaux, populaires, ou encore s'ils nous disent que nous irons loin dans la vie, alors nous les croyons et développons une saine perception de nous-mêmes. D'un autre côté, si on nous dit que nous sommes stupides, incorrigibles, incompétents, fauteurs de troubles, de piètres étudiants, des inadaptés sociaux, incapables de faire de bons choix, pas assez bons — ou que nous ne ferons jamais rien de bon dans la vie — nous les croyons et développons une perception malsaine de nous-mêmes.

Résultat : ces perspectives nous influencent de façon positive ou négative durant toute notre existence. Si nos perceptions sont saines, nos histoires le sont aussi ; et, inversement, si elles sont malsaines, elles correspondent à ce que nous nous racontons. Cependant, que notre enfance ait été merveilleuse ou non, que nos histoires aient été positives ou non, nous avons tous au moins un récit principal qui nous hante et que nous racontons et racontons encore lorsque l'estime que nous nous portons est en chute libre. Vraies ou fausses, justes ou injustes, c'est à cette époque de notre vie que les attentes des autres et leurs propres récits malsains ont le plus d'impact sur nous et deviennent les prophéties que nous essaierons de réaliser à l'âge adulte.

En observant à quel point le conditionnement a un impact sur nous et modèle nos histoires, il est facile de comprendre pourquoi nous luttons et souffrons, et pourquoi ces récits ont un impact aussi important sur notre santé. Il est facile de comprendre comment toutes les fables racontées et toutes les situations qui se présentent durant cette période deviennent la source des pensées que nous ressassons à l'âge adulte. Elles perpétuent les idées, nourrissent les perceptions que nous avons de nous-mêmes et influence la façon dont nous percevons le monde qui nous entoure. Elles se transforment en pensées et déterminent notre façon de composer avec les situations de la vie et l'adversité — pensées qui nous amènent à développer certaines attitudes, croyances, habitudes et à nous réfugier dans des zones de confort qui nous encouragent à répéter toujours les mêmes vieilles histoires.

Puis, au dessus toutes ces pensées, il y a nos interactions avec les autres — nos amours et nos haines, nos blessures émotionnelles et nos douleurs, nos joies et nos déceptions, nos succès et nos échecs. Eux aussi prennent la forme de récits et sont encodés dans notre esprit et notre corps. Ils attendent simplement le bon moment, le bon endroit, et l'occasion d'être racontés et racontés encore, que ce soit verbalement ou physiquement.

Explorer en profondeur notre coffre à histoires

Le processus que nous suivons pour exprimer «qui nous sommes et qui nous deviendrons» n'est pas statique : changement, liberté de relever des défis, insécurité et parfois même inconfort sont au programme. Il s'agit d'un processus évolutif dynamique, au cours duquel l'esprit, le corps et l'âme apprennent à coexister dans le monde physique, et au cours duquel nous apprenons à communiquer de façon efficace avec les autres. Durant ce processus, nos expériences de vie et nos interactions avec les autres devraient nous servir de catalyseurs pour provoquer un changement et découvrir notre véritable nature ainsi que le sens de notre cheminement. L'attention n'est pas concentrée sur le *quoi*, mais sur le *pourquoi*. Par exemple, *pourquoi* pensons-nous et agissons-nous d'une certaine façon ? *Pourquoi* effectuons-nous certains choix plutôt que d'autres ? *Pourquoi* tombons-nous malade ? *Pourquoi* avons-nous l'histoire que nous avons et *pourquoi* nous accrochons-nous à cette dernière, même lorsqu'elle ne correspond pas à notre plus grand intérêt ?

Si nous voulons vraiment découvrir les réponses à ces *pourquoi*, nous devons regarder au-delà de l'évidence des responsables de notre histoire, tels que le conditionnement et les pressions sociales, et creuser plus en profondeur. Nous devons observer d'autres éléments sous-jacents tels que la personnalité, les croyances culturelles, la relation mère/enfant et la religion, car eux aussi sont responsables du genre d'histoires que nous élaborons.

La personnalité

La personnalité est sans aucun doute l'un des facteurs les plus significatifs, car elle détermine notre façon de penser, d'agir et d'effectuer des choix, en plus de jouer un rôle majeur dans le dialogue chimique entre l'esprit et le corps. Le contrôle qu'exerce la personnalité explique pourquoi nous devenons stressés, pourquoi la pression nous affecte d'une façon particulière, pourquoi nous avons tendance à demeurer dans un état d'anxiété chronique et pourquoi nous tombons malade — le stress étant le dénominateur commun qui se cache derrière tous les maux et maladies. C'est la personnalité qui met en place certaines balises pour nous permettre de diriger notre vie, et ce « principe organisateur » a un impact sur tous les aspects de notre être : mental, émotionnel, physique et spirituel.

Considérée dans son ensemble, la personnalité peut être observée sous deux aspects : 1) les caractéristiques et 2) les traits. Chacun d'eux ayant tendance à élaborer ses propres histoires. Celles qui sont élaborées par les caractéristiques sont représentatives des comportements acquis et reflètent notre conditionnement. Par conséquent, elles reflètent l'influence que les autres exercent sur nous, et elles illustrent ces perspectives et opinions qui nous parviennent de l'extérieur.

On dit de ces caractéristiques qu'elles constituent la fausse personnalité et qu'elles sont responsables des problèmes suivants :

- La création d'habitudes, de zones de confort, de pensées contraignantes, ainsi que des perceptions de soi déformées.

- Le développement de pensées, d'attitudes et de croyances qui nuisent à la croissance personnelle et entravent le processus de guérison.

- La suppression des émotions, de l'individualité et de l'expression de notre caractère unique.

- La prise de certaines décisions au nom des autres et non pas pour soi-même, ce qui nous amène à transiger sur nos principes et nos valeurs les plus importantes.

- L'enlisement dans des pensées et des schémas comportementaux qui favorisent la répétition de drames et de traumatismes créés par notre histoire.

Les traits, par contre, représentent notre véritable personnalité parce qu'ils sont inhérents. En d'autres mots, ils forment le câblage neurologique réel et intrinsèque du cerveau qui surveille comment nous rassemblons et traitons l'information et comment nous prenons des décisions. Il régit aussi notre réponse interne aux stimuli externes. Par conséquent, les histoires créées par les traits sont en accord avec notre véritable nature et elles ne nous incitent pas à faire des compromis sur le plan personnel. La plupart du temps, elles sont chargées d'émotions positives et agissent comme motivateurs pour transformer les pensées et les comportements créés par notre conditionnement. Elles renforcent nos principes et nos valeurs principales et reflètent notre moi authentique. En période de stress, elles nous permettent de retrouver notre calme et exercent un effet tant sur le plan mental que sur la chimie de l'organisme.

Les traits sont responsables de :

- La création de schémas comportementaux cohérents et prévisibles et en accord avec nos besoins fondamentaux.

- Notre perception du monde extérieur et nos expériences, ainsi que la façon de composer avec la vie.

- Ils nous aident à discerner notre vérité de celle des autres, ce qui nous permet de prendre des décisions en accord avec nos besoins.

- Ils nous permettent d'être sensibles sur le plan émotionnel, sans aller trop loin, et d'être rationnels sans tomber dans l'irrationalité.

- Ils facilitent les changements nécessaires pour exprimer notre authenticité et agir selon nos forces, nous permettant ainsi de nous libérer des histoires qui nous entravent.

Si nous voulons comprendre *pourquoi* nous tombons malade et comment notre propre histoire contribue au développement de la maladie, nous devons étudier plus en profondeur notre personnalité et les besoins qui lui sont propres. C'est la seule façon de prendre conscience de l'importance du rôle que celle-ci joue au niveau de notre santé. C'est la seule façon de comprendre que si nous faisons des compromis en ce qui concerne les traits de notre personnalité, nous risquons davantage de développer des problèmes neurologiques comme les maux de tête, la maladie de Parkinson, la démence, la sclérose en plaques et la neuropathie périphérique.

Croyances culturelles

L'impact des croyances culturelles sur les histoires que nous élaborons commence le jour de notre naissance et se prolonge durant toute notre enfance, notre adolescence, l'âge adulte et même la vieillesse. Cependant, ces histoires sont différentes de celles que nous élaborons au cours de nos expériences quotidiennes. Elles baignent dans les traditions culturelles et représentent les croyances et les scénarios de nombreuses générations. Elles dictent aux gens la façon de nous identifier et d'interagir avec nous et, malheureusement, elles sont aussi responsables des préjugés qui causent d'immenses souffrances et douleurs.

Ces croyances régissent tous les aspects de notre vie, depuis les plats que nous mangeons jusqu'à la façon de préparer les aliments ; du sens des responsabilités à l'utilisation de l'argent ; des attentes en matière d'éducation jusqu'aux pratiques religieuses. Les histoires inspirées par la culture sont déterminées par notre origine ethnique et elles sont coulées dans le béton. Elles créent des règles non négociables qui gouvernent notre conduite, même si nous nous rebellons contre celles-ci durant notre enfance. Notre psyché est profondément imprégnée de ces histoires qui nous incitent à développer des relations avec des personnes qui ont les mêmes racines que nous et nous encouragent à demeurer dans le lignage de notre ethnie. L'avantage, c'est qu'en se conformant à ces règles, nous évitons les rejets et les conflits qui se produisent lorsque nous essayons de mélanger différentes croyances culturelles.

De telles histoires assurent la préservation des traditions ancestrales et perpétuent les philosophies de base de la culture. Par exemple, si votre héritage exige que le père soit présent tout au long du processus d'accouchement et considère que c'est son rôle de prendre soin et d'élever les enfants, alors vous avez la responsabilité de poursuivre ces traditions en créant un style de vie adapté à ces principes. Ne pas le faire serait irrespectueux. Dans ce cas, les croyances culturelles insistent sur le rôle de l'homme en élaborant des histoires patriarcales qui illustrent l'importance de ce dernier et qui accordent un rôle subalterne à la femme.

Cependant, qu'en est-il de ces cultures qui affirment que les femmes seules doivent poursuivre le processus d'accouchement et que c'est le rôle des femmes de prendre soin et d'élever les enfants ? Dans ce cas, on accordera moins d'importance à l'homme : les récits seront matriarcaux, et les coutumes et les traditions le seront également.

À nouveau, aussi longtemps que nous demeurons fidèles à nos racines culturelles, il n'y a pas de problème. Cependant, si nous développons une relation avec une personne ayant des croyances différentes, une personne qui conçoit différemment les rôles masculins et féminins, il y aura alors des différences philosophiques fondamentales ; et ces différences seront à la source d'une série de récits complètement différents.

Tout ceci a un impact sur notre santé, et quand différentes philosophies culturelles s'opposent, la tension qui en résulte se manifeste sous forme d'allergies, de dépression, de dépendances, de névrose post-traumatique et de faiblesse généralisée du système immunitaire.

La relation mère/enfant

La relation entre la mère et son enfant joue un rôle central dans le type d'histoires élaborées concernant l'amour et les relations interpersonnelles. Ceci s'explique par l'existence de liens émotionnels puissants que nous avons avec notre mère et de l'affection que celle-ci nous porte, lesquels ont un impact sur la perception que nous avons de nous-mêmes, de notre valeur et notre estime de soi. Cette affection détermine très tôt la façon dont nous prendrons soin des autres dans l'avenir. Si notre interaction avec notre mère s'est déroulée sous le signe de la tendresse, s'il y avait beaucoup de marques positives d'affection et de contacts physiques, alors notre perception de l'amour aura les mêmes qualités. D'un autre côté, si notre mère nous rejetait, refusait de nous toucher, de reconnaître notre présence, ou éprouvait du ressentiment envers nous parce que nous venions bouleverser sa vie, *ce* sera notre histoire d'amour.

Dans un cas comme dans l'autre, notre relation avec notre mère exerce une influence déterminante sur notre interaction avec les autres, sur la qualité des liens que nous établissons, le genre de personnes que nous attirons, les attentes que nous aurons dans ces unions, et la perception que nous aurons de nous-mêmes dans une relation. Sans l'amour, les soins attentifs, la stimulation et la protection de notre mère, notre survie même est remise en question et notre niveau de stabilité émotionnelle et mentale en est aussi affecté.

De fait, les liens entre la mère et l'enfant se tissent dans l'utérus et plusieurs réactions psychologiques que nous avons tout au long de notre vie reflètent les réactions de notre mère durant sa grossesse. Dans un article qui a été publié, le docteur Paul Pearsall décrit une expérience menée par les Services secrets et le Commandement pour la sécurité des États-Unis qui illustre bien ce lien intime entre la mère et l'enfant. On voit aussi comment les réactions émotionnelles à certains événements s'impriment dans les cellules des bébés alors qu'ils sont encore dans l'utérus et comment, après la naissance de ces bébés, ces mêmes réactions émotionnelles s'expriment à travers l'activité cellulaire des enfants.

Voici une description de cette expérience : cela a commencé par une sélection de femmes enceintes qui avaient été soumises à un niveau de stress intense auparavant — ces femmes avaient craint pour leur vie et celle de leur enfant et elles avaient vécu dans des environnements très malsains où la sécurité était une préoccupation constante. Après la naissance de leur enfant et avant le retour de ces femmes chez elles, on a prélevé des échantillons de salive chez les enfants et on a placé ces prélèvements dans des éprouvettes. Par la suite, on a séparé les mères et les enfants et on a placé dans une autre salle les éprouvettes contenant la salive des enfants. Les mères ont été envoyées dans une partie de l'hôpital et les échantillons dans une autre ; les enfants sont demeurés en sécurité dans la pouponnière. Puis, les mères ont été soumises à des images et des sons troublants et traumatisants, semblables à l'environnement qu'elles avaient connu pendant leur grossesse. Pendant que les femmes réagissaient émotionnellement, un polygraphe a enregistré tous les changements qui se sont produits chez elles et dans les cellules présentes dans la salive des enfants. Les chercheurs ont découvert que plus la réaction des mères était forte sur le plan émotionnel, plus l'excitation des cellules dans les éprouvettes était importante.

La conclusion tirée de cette expérience est que les cellules des bébés semblaient se souvenir des réactions émotionnelles des mères à leur environnement, même dans l'utérus ; et ces souvenirs étaient si incrustés dans la psyché des enfants qu'ils amenaient les cellules de la salive à réagir avec la même intensité et excitation que les mères. Cela signifie qu'il doit exister un lien inhérent à la relation mère/enfant qui leur permet de partager les mêmes souvenirs émotionnels et de réagir de la même façon.

Ceci nous permet de considérer d'une façon légèrement différente l'exclamation : « Oh non, je suis en train de devenir comme ma mère ! » En fait, nous *sommes* comme notre mère, dans le sens suivant : nous partageons plusieurs souvenirs émotionnels avec elle.

La religion

Même si, en général, nous ne sommes pas portés à penser que la religion joue un rôle dans notre histoire, c'est pourtant le cas ; et pour plusieurs d'entre nous pour les mêmes raisons qui expliquent nos croyances culturelles. Les récits élaborés à partir des principes religieux sont imprégnés de traditions anciennes. Ils cherchent à préserver les notions fondamentales et les codes de conduite qui nous dictent une manière de vivre et, dans certains cas, ils peuvent même déterminer le choix du conjoint ou de la conjointe.

Au cours des recherches préparatoires que j'ai effectuées pour ma thèse de doctorat en philosophie religieuse, j'ai appris que, même si elles semblent différentes, les religions partagent plusieurs attributs. Elles ont des messages de base pour orienter et guider leurs adeptes, et possèdent des principes fondamentaux et des vérités qui reflètent leurs croyances. Sous une forme ou sous une autre, les messages parlent d'un lien avec un Créateur, même si on donne à cet être des noms différents. Les enseignements désignent ce qui est acceptable et ce qui ne l'est pas, et toutes les religions offrent aux disciples qui respectent leur sagesse la possibilité de se racheter et d'obtenir ainsi la qualité de vie qu'ils désirent.

C'est ainsi, à moins que le sujet soit athée ou agnostique, qui est fondamentalement une autre forme de doctrine ; ce qui est intéressant. En effet, on y trouve aussi des principes fondamentaux et des codes qui dictent aux gens leurs croyances et leur conduite. Le seul élément manquant est la dévotion envers une déité.

Cependant, en étudiant plus en profondeur les doctrines proposées par une variété de religions différentes (incluant celles qui ne proposent pas de culte à une déité) j'ai découvert qu'on pouvait classer les religions en deux catégories : 1) celles qui engagent nos émotions, et 2) celles qui font appel à nos facultés mentales. Et, chose intéressante, il ne semble pas y avoir de différences à cet effet entre les enseignements de tradition orientale ou occidentale. C'est vrai dans les deux cas. Cette découverte m'a aidée à comprendre pourquoi nous élaborons tous des histoires en lien avec la religion, et comment celles-ci affectent non seulement les perceptions que nous avons de nous-mêmes et la qualité de notre vie, mais aussi notre santé.

Prenez, par exemple, la différence entre souffrir et lutter. Les religions dont les messages nous interpellent sur le plan émotionnel mettent l'accent sur la détresse, nous enseignant que c'est une affliction inhérente à la condition humaine et que c'est naturel pour nous de supporter des épreuves. Elles laissent entendre que la souffrance résulte d'un comportement qui ne correspond pas aux désirs du Créateur. Elle est provoquée par l'ignorance ou une perception erronée et elle est liée à des attitudes et des croyances inacceptables.

Ces religions reconnaissent aussi que la souffrance sert un objectif, car elle constitue un puissant incitatif pour ceux et celles qui cherchent à donner un sens à leur vie et à comprendre plus en profondeur quelle est leur place en ce monde. Pour ces traditions, vivre des difficultés n'est pas un sujet de honte. Elles enseignent plutôt que le fait d'affronter des difficultés constitue un acte noble qui aide à purifier les actions humaines et nous aide à découvrir notre nature spirituelle. Dans leurs écrits, on trouve des mots chargés d'émotions pour décrire les traumatismes humains tels que *douleur, abandon, désespoir, solitude, désespéré* et *sentiment d'impuissance*. Non seulement ces termes se retrouvent dans notre histoire, mais ils s'incarnent aussi dans notre corps sous forme de douleurs chroniques au cou et aux épaules et par des maladies telles que l'asthme, le diabète, la fibromyalgie et la maladie du cœur.

D'un autre côté, les religions dont les messages nous interpellent sur le plan mental, mettent l'accent sur les luttes de l'existence ; elles enseignent qu'un conflit est le résultat de pensées et de visions qui séparent la tête du cœur, et séparent ces ceux parties de la nature divine de l'individu. Leurs enseignements offrent des conseils pour gérer les pensées et nous encouragent à réfléchir à ce qui pose problème chez nous afin que nous trouvions des moyens de nous libérer du conditionnement et des obsessions de l'esprit. On apprend ainsi que la lutte a une valeur dans la mesure où ce moyen peut nous aider à reconnaître ce qui doit être changé. Cependant, selon ces enseignements, ils ne voient aucun mérite dans le fait de souffrir.

Axés sur le pouvoir de l'esprit, les enseignements de ces religions nous apprennent que nos croyances modèlent notre devenir. Ils nous guident et nous montrent comment hausser le niveau de notre conscience de façon à pouvoir écouter notre dialogue intérieur et observer notre comportement. Ils nous aident à recadrer le dialogue intérieur négatif et à le transformer en paroles positives. Ils nous disent que nous seuls pouvons éliminer la cause de notre mal-être et les obstacles qui nous empêchent d'exprimer notre plein potentiel. Ces religions utilisent des mots tels que *limitations*, *perceptions*, *conscience*, *déresponsabilisation*, *non résolu*, et des expressions telles que *paralysé mentalement, appel d'éveil, perte de contrôle*.

Le résultat c'est que leurs histoires sont aussi différentes des récits axés sur la souffrance que le sont les comportements que ces religions suscitent. Si nous luttons constamment pour tout et pour rien, nous serons en lutte contre nous-mêmes. De telles luttes affaiblissent le système immunitaire et favorisent l'apparition de troubles auto-immuns tels que les infections chroniques, le syndrome de fatigue chronique et le goitre lymphomateux de Hashimoto. Cela peut aussi contribuer au développement de divers types d'arthrite, comme la polyarthrite rhumatoïde, l'ostéoarthrite et même les maladies du rein, l'accident cérébrovasculaire et les maladies dégénératives du sang, telles que le myélome multiple.

Les histoires... des cadeaux de la vie

Si nous considérons nos histoires comme le récit chronologique de notre vie, notre perspective commence à se modifier. Au lieu de les voir comme des descriptions d'événements malheureux l'un à la suite des autres, et de les examiner avec les yeux de la souffrance et de la lutte, nous comprenons qu'elles sont les archives de notre vie. Elles deviennent alors des bornes qui marquent les moments décisifs de notre existence, des repères de notre croissance personnelle et de notre développement spirituel.

Quand nous examinons nos récits dans cette perspective, nous n'avons pas de difficulté à comprendre comment chaque élément de notre coffre à histoires sert un objectif et pourquoi, considérés dans leur ensemble, ils sont de véritables cadeaux de la vie. Après tout, ils représentent chaque défi que nous avons dû relever, chaque peur que nous avons surmontée, chaque succès, chaque rêve réalisé et chaque obstacle franchi — même ceux qui nous paraissaient infranchissables. Ils reflètent tous les rôles que nous avons tenus au cours de notre vie et toutes les identités que nous avons assumées issues de notre enfance, notre adolescence et même de l'âge adulte. Qu'ils soient positifs ou négatifs, tous ces récits sont des cadeaux, d'une certaine façon, car ils nous ont aidés à mieux comprendre qui nous sommes. Ils nous ont montré ce que nous sommes capables d'accomplir.

Ils nous révèlent les thèmes centraux de notre vie et ils nous montrent que, quel que soit le problème, et aussi gros soit-il, il y a toujours une solution ; chaque défi recèle des cadeaux invisibles. Nous pouvons modifier notre perception ou nous transformer d'une façon ou d'une autre, découvrir des solutions et d'autres options possibles, apprendre à lâcher prise et nous guérir nous-mêmes. Les histoires qui possèdent les charges émotionnelles les plus fortes offrent les meilleures occasions de croissance personnelle et, grâce à leurs métaphores, elles nous montrent comment nos thèmes centraux ont un impact sur notre vie et notre santé.

Ces histoires ont aussi créé les lunettes roses que nous avons portées durant notre enfance. En examinant ce que nous nous racontons, nous pouvons comprendre pourquoi nous nous sentons si bien avec ces lunettes — au point où celles-ci ont fini par déformer notre perception du monde extérieur et avoir ainsi un impact sur notre façon d'interagir avec les autres. Ces histoires révèlent comment nous avons accepté les vérités des autres, et comment ces vérités nous ont amenés à nous diminuer et à agir comme si nous n'étions pas des personnes importantes.

L'apport le plus important de nos histoires est qu'elles nous aident à distinguer nos pensées de celles des autres. Nous découvrons pourquoi ces idées ne sont pas en accord avec nos aspirations les plus profondes. En nous faisant éprouver un sentiment d'inconfort, elles nous aident à réaliser que nous renions une partie de nous-mêmes et que nous nous sous-estimons. Elles nous montrent que notre mythologie affecte notre biologie par la tension, le stress, la pression émotionnelle et tous les maux dont nous souffrons, alors que repasse sans fin dans notre esprit une histoire qui ne nous sert plus. Carl Jung a dit ceci : « Chaque être humain possède une histoire, ou pour l'exprimer sous une forme plus évoluée, un mythe qui lui est propre ».

Modifier nos histoires

Si nos histoires font partie intégrante de notre être, alors comment pouvons-nous les modifier sans perdre notre identité ? Comment faire pour qu'elles n'exercent plus une influence aussi importante sur nous ? Comment dépasser ces façons de penser et ces comportements qui freinent notre développement ? Comment se débarrasser des thèmes centraux mis en place par notre conditionnement, ainsi que par les perceptions et les opinions d'autrui ? Et finalement, comment pouvons-nous transformer les histoires qui nous encouragent à demeurer dans la peur, à suivre le chemin le plus facile, à ne pas prendre de risques, ou nous incitent à marcher au pas — même quand nous sommes déphasés ?

Nous pouvons provoquer ces changements en examinant notre vie et en nous demandant si les histoires que nous ressassons nous permettent de nous trouver dans un environnement où nos besoins les plus profonds sont comblés chaque jour. Ont-elles un impact sur la qualité de vie que nous souhaitons avoir ? Nous pouvons alors reconnaître que nous seuls dessinons le paysage de notre monde extérieur, car nous sommes à la fois le peintre et la toile. Nous devons nous rappeler que nos histoires ne devraient pas exercer de contrôle sur nous. Nous devons leur donner une direction, car leur objectif est de servir de catalyseurs et de produire un changement. Puis, nous pouvons reconnaître que les pensées, les émotions, les attitudes et les croyances sont responsables de notre comportement quotidien et qu'elles donnent une couleur à nos expériences.

En n'oubliant jamais que chaque élément qui se manifeste dans notre monde prend naissance sous forme d'une simple pensée, nous pouvons apprendre à gérer ces schémas. Nous en arrivons à comprendre que plus nous entretenons dans notre esprit une pensée, plus l'émotion s'y rattachant est forte. Plus nos émotions sont intenses, plus elles ont de prise sur nous et plus les probabilités augmentent que nous les renforcions en les amplifiant à l'aide d'autres idées dont l'ensemble finira par former d'autres histoires.

Ainsi, nous commencerons à vivre dans le moment présent, parce c'est la seule façon d'être conscients des choix que nous faisons et des histoires que nous nous racontons. Si ces histoires n'apportent pas la passion et la joie dans notre vie, alors nous sommes justifiés de les modifier.

N'acceptez pas d'être prisonnier de vos histoires — certaines d'entre elles pourraient vous empêcher de vivre comme vous le souhaitez ou d'être en santé. Elles peuvent déformer vos perceptions, vous pousser à vous identifier à vos maladies, et vous tenir en otage dans un corps en mauvaise santé. N'oubliez pas, vous seul possédez les clés pour vous libérer des pensées contraignantes et transformer vos histoires. Vous seul pouvez vous guérir.

Qu'est-ce que vous attendez ?

CHAPITRE 5

Tout est question de perception

L'histoire suivante illustre bien la puissance des perceptions. Alice est venue me consulter pour avoir une lecture médicale intuitive, car elle n'était pas satisfaite d'elle-même, de sa vie et des gens qui faisaient partie de son existence. Tout chez elle était lutte, crise et traumatisme émotionnel. Elle m'a avoué qu'elle était toujours en colère et déçue; elle vivait, disait-elle, dans la peur constante de voir un incident malheureux se produire. Même quand elle s'adonnait à une activité qu'elle disait aimer, la couture par exemple, qui était une véritable passion pour elle, Alice n'en retirait aucun plaisir. Elle n'éprouvait pas de grande satisfaction non plus après avoir terminé un projet.

Elle se plaignait de ne jamais pouvoir réaliser pleinement ses objectifs, même au prix de grands efforts; elle n'arrivait jamais non plus à satisfaire les autres, même si elle avait le sentiment de négliger ses propres besoins pour satisfaire ceux des autres. Elle était constamment préoccupée, et la plupart du temps, elle ne pouvait même pas expliquer pourquoi elle était aussi anxieuse. Sa seule certitude était que sa vie ne correspondait pas à ce qu'elle voulait. Elle avait l'impression qu'il y avait toujours un sombre nuage au-dessus de sa tête et qu'elle éprouvait constamment un vague sentiment d'anxiété qui la réveillait même au milieu de la nuit.

Alice n'était pas prête à confier ses états d'âme à ses intimes, parce qu'elle ne voulait pas détruire son image de femme forte. Elle craignait qu'ils soient déçus ou, pire encore, qu'ils la quittent. C'est pourquoi elle refoulait son angoisse, supprimait ses émotions, continuait de faire passer les besoins des autres avant les siens, et souffrait en silence, alors qu'elle mourait d'envie de se sentir aimée. Au fond, elle voulait et que les gens prennent soin d'elle comme elle prenait soin d'eux.

Si c'était vraiment ce qu'elle voulait, pourquoi donc craignait-elle à ce point de se confier ? Sa propre histoire et la colère qu'elle avait accumulée étaient responsables de cette situation. Devenue plus importante que sa vie, son histoire déformait de façon significative la perception qu'elle avait d'elle-même, au point qu'elle croyait que toute manifestation de ses émotions serait perçue comme un défaut de caractère.

Puis, quelque chose s'est produit : son histoire a eu un impact sur sa santé. Alice s'est effondrée sur le plan émotionnel et a été obligée de passer un certain temps dans un centre de santé où elle a été traitée pour une dépression majeure. Dans son esprit, elle blâmait ses intimes qu'elle tenait responsables de son état ; elle en était arrivée à la conclusion que la meilleure chose à faire était de se séparer d'eux émotionnellement. Après avoir effectué cette rupture dans son esprit, elle a découvert qu'elle appréciait le fait de ne plus être obligée de répondre à leurs demandes. Elle appréciait la compagnie des gens qui comprenaient sa détresse, qui prenaient soin d'elle, qui l'écoutaient, et qui avaient fait la même expérience qu'elle. Pour la première fois de sa vie, on lui disait que les émotions qu'elle ressentait étaient tout à fait normales, on l'encourageait à raconter son histoire et à mettre à jour les profondes blessures émotionnelles qu'elle avait dissimulées au plus creux d'elle-même. Curieusement, chaque fois que les médecins lui suggéraient de retourner chez elle, elle faisait une rechute.

Un peu plus tard, quand Alice a été diagnostiquée maniaco-dépressive, un autre changement s'est produit. Elle a accepté de retourner chez elle, car elle pouvait maintenant expliquer aux gens pourquoi elle éprouvait toutes ces émotions. L'étiquette lui fournissait une nouvelle histoire et lui permettait de se percevoir différemment. Elle s'identifiait à sa maladie, elle la faisait sienne de sorte qu'elle se laissait contrôler par elle, plutôt que de la maîtriser.

On lui a fait prendre divers médicaments l'un après l'autre pour lui procurer la stabilité émotionnelle qu'elle disait vouloir obtenir. Les dosages étaient constamment haussés parce qu'elle croyait qu'ils n'étaient pas efficaces. Puis, elle a blâmé les médecins qui n'arrivaient pas à trouver le bon dosage et a brusquement cessé de prendre tous ses médicaments… et sa colère est à nouveau montée. Cependant, au lieu d'étouffer ses émotions, comme elle le faisait auparavant, elle s'est lancée dans de longues diatribes qui rendaient perplexe les gens qui recevaient ce flot de paroles intempestives. Ses proches se sont éloignés et l'ont évitée par crainte de la voir s'emporter à nouveau. Après de tels incidents, elle a blâmé sa maladie et les médecins qui ne savaient pas comment améliorer son état — mais elle savait exactement ce qu'elle faisait.

Elle utilisait sa maladie pour qu'on lui accorde de l'attention, et elle s'en servait aussi pour exprimer ses émotions. Elle avait le sentiment que sa maladie était une bonne chose parce qu'elle lui permettait d'obtenir ce dont elle avait besoin. C'est pourquoi quand je lui ai suggéré d'examiner les moyens à prendre pour éliminer les histoires et perceptions sous-jacentes à son diagnostic, elle a refusé. Elle préférait rester dans son univers dysfonctionnel et s'apitoyer sur son sort.

Le lien entre la mythologie et la biologie

L'établissement d'un lien entre notre histoire et notre santé physique n'est pas nouveau. Les anciens médecins et les métaphysiciens de l'Égypte, de la Grèce et de la Chine utilisaient cette méthode pour mieux comprendre les racines cachées de la maladie et savoir comment orienter le processus de guérison. Même Hippocrate se servait de ce lien entre la mythologie et la biologie pour établir un diagnostic et traiter la maladie. Il croyait que : *Ainsi l'on pense, ainsi l'on se porte.* Par conséquent, il évaluait l'état mental de son patient pour mieux comprendre son état physique.

Hippocrate affirmait que l'esprit et le corps s'*imitaient* et s'*imprégnaient* l'un l'autre, de sorte que ce qui affectait l'un avait un impact sur l'autre. Cette croyance l'a amené à identifier deux phases dans le processus de guérison. Durant la première phase, il fallait modifier l'état mental du patient sinon ce dernier retournerait à ses anciens schémas de pensée ; son comportement continuerait d'entretenir des habitudes et choix de vie malsains et son corps physique conserverait ses dysfonctionnements chroniques. Durant la phase 2, il fallait créer un nouvel état mental. Le patient devait adopter un style de vie et des comportements différents et effectuer de nouveaux choix qui allaient conduire à la guérison de l'esprit et du corps. De nombreux écrits ont révélé l'importance qu'Hippocrate accordait à un état mental sain, tant pour guérir l'organisme que pour conserver une bonne santé.

Sigmund Freud a compris lui aussi l'importance d'un état mental sain et il a intégré à son approche ce lien entre la mythologie et la biologie afin de comprendre pourquoi nous devenons malades. Il croyait que si on extirpait de la psyché humaine les histoires profondément enfouies, le corps répondrait favorablement. Par conséquent, il a développé une « cure verbale », en demandant à ses sujets de raconter leurs histoires à plusieurs reprises. Il leur demandait de parler de leur passé afin d'éliminer les blessures émotionnelles responsables de leur état mental malsain. Freud croyait que lorsqu'on ne touchait pas aux histoires intériorisées, celles-ci couvaient et se développaient un peu comme une infection bactérienne. Son approche de la guérison consistait à ramener les histoires à la surface, afin que le lien entre l'esprit et le corps contribue au traitement de chaque fonction. Cependant, si cela était vraiment le cas, nous nous sentirions tous bien, car se raconter des histoires fait partie intégrante de la nature humaine.

Le concept de Freud est certainement valable et son approche doit offrir un certain soulagement ; mais il n'y a pas d'assurance que les histoires ou les blessures émotionnelles disparaîtront — même après des années de thérapie. Pourquoi ? Il y a deux facteurs sous-jacents. Le premier est que cette approche ne s'intéresse pas à la façon dont nous nous servons de nos histoires et de leurs objectifs. Permettez-moi de fournir quelques explications. Avez-vous déjà réalisé que plus vous parlez de vos problèmes, plus vous êtes malheureux... Et plus vous vous sentez mal, plus vous avez envie d'être entouré de personnes qui se sentent aussi mal que vous ? C'est le vieux syndrome de la prophétie qui se réalise.

Nous nous servons de notre histoire de mécontentement pour justifier notre état de colère, ainsi nous sommes confortés dans notre interprétation par la fréquentation de gens qui sont dans le même état que nous. Après tout, si nous sommes malheureux et s'ils le sont aussi, nous avons l'impression que tout est normal. Voici un autre exemple : qu'en est-il de ces récits sur les blessures que nous ont infligées des personnes qui disaient se soucier de nous ? Avez-vous remarqué que plus vous faisiez part aux autres de vos doléances, plus ces problèmes prenaient de place dans votre esprit ? Le fait de ressasser ces blessures ne contribue-t-il pas à nourrir votre peur des relations ? Dans ce cas, nous utilisons nos histoires pour expliquer pourquoi nous craignons d'aimer et pourquoi nous évitons toute situation qui pourrait raviver ces vieilles blessures. Et si jamais nous nouons une autre relation, nous utilisons le même fil conducteur pour expliquer notre état de dépendance réciproque malsaine. Dans ces deux situations, nous utilisons nos histoires pour nous protéger.

Le second facteur expliquant pourquoi la cure verbale n'est pas toujours efficace, est que les autres ne peuvent éliminer ce que nous nous racontons. Tout ce qu'ils peuvent faire est de tendre l'oreille avec compassion et — dans le cas des thérapeutes — partager leur expertise. Ils ne peuvent nous aider que si nous sommes prêts à nous aider nous-mêmes. En d'autres mots, nous devons d'abord le faire nous-mêmes pour nos propres raisons. Il nous appartient de modifier nos perceptions et d'abandonner les identités que celles-ci ont créées.

Cela signifie qu'à un certain moment, nous devrons cesser de ressasser les mêmes histoires, particulièrement celles qui montrent que nous nous apitoyons sur nous-mêmes parce qu'au lieu de faire partie de la solution, elles aggravent le problème. Au lieu de nous libérer du passé, elles nous enferment dans ce qui nous est familier. Résultat : notre histoire détermine notre futur et nous nous retrouvons à perpétuer un cycle insidieux de contes qui peut éventuellement se manifester dans notre corps sous forme de maladies telles que le diabète, les maladies du cœur, le syndrome de fatigue chronique, les maladies auto-immunes, et même certains cancers.

Le lien entre la mythologie et la biologie nous enseigne que si une personne *croit* que sa maladie sert un objectif, *sent* que cette maladie répond à un besoin émotionnel profond et en fait *sienne* en la personnalisant et en s'identifiant à elle, alors elle *devient* la maladie. Nous découvrons que tout est question de *perception*.

Les perceptions . . . le bagage d'une vie

Les perceptions sont une combinaison de pensées, d'émotions, d'attitudes et de croyances qui forment un état mental ou état de conscience. À force d'être utilisées, elles deviennent les vérités qui colorent notre vision du monde. Elles influencent notre comportement et nos interactions avec les autres, fixent nos thèmes centraux, affectent notre qualité de vie, décident de la façon dont nous composerons avec les défis de l'existence, et ont un impact majeur sur notre santé et notre bien-être en général. Les perceptions sont les fondements de nos histoires ; elles exercent une influence déterminante lorsque nous choisissons de raconter à plusieurs reprises l'une de ces histoires plutôt qu'une autre. Considérez-les comme le bagage d'une vie, car elles se composent de tout ce qui nous arrive depuis l'enfance jusqu'à l'âge adulte.

Par la métaphore « la vie est un voyage », nous commençons à comprendre la raison pour laquelle nous disposons d'un bagage particulier et la façon dont nous avons accumulé ce qu'il contient. Nous avons accumulé tout ça au cours du voyage — nous ne possédions pas ce bagage à la naissance. En fait, nous sommes venus au monde munis d'une valise, au sens métaphorique ; c'est *l'esprit*, lequel est conçu pour emmagasiner toutes nos expériences. Au moment où il apparaît, il possède déjà des traits de personnalité qui nous indiquent comment penser et comment parvenir là où nous voulons nous rendre. Il est le dépositaire du pacte sacré passé avec soi-même, qui consiste à traduire physiquement les intentions de l'âme par le biais des pensées, des paroles et des actions. Toutefois, l'esprit ne contient pas de peur, de douleur ou de souffrance au moment de la naissance. Ces émotions sont créées par notre conditionnement et elles s'accumulent à partir du moment où nous acceptons et répétons les vérités des autres comme si elles étaient nôtres. C'est à ce stade que la valise devient un lourd bagage et que les perceptions ne correspondent plus aux intentions de l'âme.

Certaines personnes ne seront pas d'accord avec cette idée, car elles ont été conditionnées à croire que nous naissons affligés d'un karma et sujets à la souffrance, la colère, la culpabilité, la déception et le désespoir. Dans ce contexte, le karma fait référence au comportement ou à des problèmes non résolus dans cette vie-ci ou des vies antérieures qui, d'une façon ou d'une autre, tracent la destinée et empêchent l'exercice de la liberté. Par conséquent, ces personnes croient qu'elles ne peuvent accéder au bonheur ou mener une vie joyeuse — pas plus qu'elles ne peuvent se guérir elles-mêmes — sans s'être préalablement libérées de ce karma. Cela les incite à croire que plus elles souffrent et plus elles doivent travailler dur, plus grandes sont leurs chances de créer la vie et la santé qu'elles souhaitent.

Dans cette vision du monde, il y a rarement de bons karmas — seulement des mauvais. Certaines personnes y trouvent malgré tout un avantage. Elles peuvent blâmer le karma pour ce qui leur arrive et expliquer ainsi pourquoi elles ne maîtrisent pas la situation ; elles peuvent même essayer de justifier un mauvais comportement. Cette perception explique aussi pourquoi certaines personnes acceptent facilement la maladie et sont prêtes à déléguer le processus thérapeutique à quelqu'un d'autre plutôt que de croire qu'elles peuvent intervenir.

Si nous revenons à la métaphore que « la vie est un voyage », nous voyons que nous commençons ce voyage avec une valise. Puis, tout au long du chemin, nous ajoutons constamment des pensées ; nous jetons aussi dans notre valise quelques émotions destinées à soutenir nos réflexions, et nous intégrons avec soin certaines attitudes au cas où un événement viendrait remettre en question nos perceptions. Convaincus d'avoir tout ce qu'il faut, nous sommes prêts à refermer la valise et à aller de l'avant.

Puis, subitement, nous réalisons que nous avons oublié nos croyances. Sans elles, nous serons incapables de dire si les vérités qui dirigent notre vie nous appartiennent ou si elles proviennent d'une autre personne. Nous sommes contents de nous en être souvenus et soulagés de les retrouver car, en notre for intérieur, nous savons qu'elles nous permettront de demeurer en sécurité dans notre zone de confort et de conserver nos schémas comportementaux habituels. Nous pouvons toujours compter sur elles pour expliquer pourquoi nous ne pouvons pas surmonter nos peurs. Puis enfin, l'esprit nous dit que nous sommes prêts à reprendre la route, car notre bagage contient tout ce dont nous avons besoin pour nous insérer dans les structures sociétales et familiales.

Mais en arrière-plan, nous entendons cette petite voix — la voix de notre âme — qui cherche à savoir si nous avons vraiment besoin de tout cela. Elle s'étonne de ce que nous ne puissions affirmer nos propres vérités et que nous n'ayons pas mis dans notre valise du bonheur, de la joie, du plaisir, du jeu ou de l'amour de soi. Elle pose cette question : «Si tu n'as mis aucun de ces éléments dans ta valise, comment comptes-tu changer tes perceptions, découvrir les plaisirs de l'existence ou vivre l'excitation et l'émerveillement qui accompagnent chaque nouvelle expérimentation — comme créer une nouvelle pensée, guérir d'une vieille blessure ou marcher à ton propre rythme? Comment vas-tu découvrir ce dont tu es capable? Comment vas-tu faire pour vivre en accord avec les intentions de ton âme? Et plus important encore, comment vas-tu te guérir toi-même?»

Cette voix nous demande de revenir au point de départ, au moment où nous n'avions pas encore de bagage, alors qu'une valise légère constituait notre unique possession, une valise qui contenait très peu de pensées et d'émotions. Il n'y avait alors ni attitudes ni croyances pour nous alourdir, ni aucune perception pour nous freiner. La voix nous rappelle que nous nous sentions libres, que nous étions spontanés, souples et que nous nous adaptions facilement; en ce temps-là, nous n'avions pas de difficulté à suivre le courant. Elle nous invite à nous souvenir que chaque jour était une aventure et que chaque situation nous offrait une occasion d'apprendre, de grandir et de vivre une expérience nouvelle. Elle nous rappelle que nous étions semblables à un gamin dans un magasin de bonbons; cet enfant croit qu'il peut tous les obtenir, et se lance avec enthousiasme et détermination à la poursuite de ce en quoi il croit.

Cette voix nous indique aussi que nous avons changé au fil des ans. Plus nous vieillissons et plus notre bagage s'alourdit, jusqu'au jour où la valise est si pleine que nous ne pouvons plus la refermer. Elle est si lourde que nous ne pouvons plus la porter. La voix nous explique que si nous continuons à ce rythme, notre esprit s'épuisera sous l'effet du stress et nous sombrerons dans un état de confusion et d'indécision. Cette voix nous rappelle que notre corps souffre ; nous sommes stressés parce que nous soulevons et remplissons sans arrêt cette valise de vieilles perceptions, nous la traînons avec nous tous les jours jusqu'à en avoir mal au dos, jusqu'à ce que nos pieds soient fatigués et endoloris ; et pendant ce temps, notre système immunitaire s'épuise et s'affaiblit, augmentant de la sorte notre prédisposition à la maladie. Cette voix nous dit que le bagage nous a fait oublier qui nous sommes, et nous a fait perdre de vue les intentions de notre âme au profit des perceptions d'autrui.

La voix de l'âme nous rappelle ce qu'il faut faire pour conserver la santé : évaluer et agir sur nos perceptions avant qu'elles ne s'ajoutent à notre bagage. Elle soutient que la meilleure façon d'entamer le processus de guérison consiste à reconsidérer notre perception de la maladie, car c'est elle qui détermine notre mode de relation et d'identification avec la maladie ainsi que le type de traitement que nous rechercherons. Elle aura aussi un impact sur notre implication dans le processus de guérison — elle déterminera si nous demanderons aux autres d'améliorer notre situation ou si nous serons prêts à le faire nous-mêmes.

Les perceptions de la maladie

Il y a en fait quatre perceptions fondamentales de la maladie :

1. Mentale : le mental prend conscience d'une anomalie au niveau du corps sans pouvoir l'identifier.

2. Physique : le corps produit une maladie qu'il est possible de définir et d'identifier objectivement par l'étude des symptômes ou des tests.

3. Psychologique : la maladie est perçue comme une rupture du lien esprit/corps ; cette perception s'intéresse à la façon dont l'état mental affecte le physique.

4. Psycho-spirituelle : la maladie est considérée dans une perspective holistique et identifiée comme étant une crise trans-personnelle de l'âme, de l'esprit et du corps ; ce mode de perception examine comment la rupture affecte la façon dont chacune de ces instances communique, travaille ou soutient les autres éléments et influence de la sorte la santé et le bien-être de l'ensemble.

Malheureusement, cette quatrième perception de la maladie n'est généralement pas prise en considération quand nous éprouvons des petites douleurs. Elle entre en jeu seulement au moment où nous recevons un diagnostic très grave, et même dans ce cas, la médecine allopathique refuse d'y accorder de l'importance car l'establishment médical ne comprend rien à cette approche et à ses qualités thérapeutiques. La raison principale est que les qualités de cette approche ne peuvent être mesurées ; or la science médicale voudrait pouvoir mesurer les intentions de l'âme — ou l'âme et sa nature énergétique — en double aveugle. Comment quantifier l'usure psychologique et la détresse causées par les pensées, les émotions, les histoires et tout autre bagage ? Le fait est que c'est impossible, particulièrement si nous persistons à considérer la maladie comme la résultante de facteurs externes et à traiter exclusivement le corps.

La perception mentale de la maladie

C'est ce type de perception qui pousse la plupart des gens à recourir aux services médicaux, car l'esprit a conscience que quelque chose ne va pas quand nous nous sentons mal ou éprouvons de la douleur dans notre corps. Nous en venons à être obsédés par les symptômes physiques et l'identification du problème, au point de générer suffisamment de stress et d'inquiétude pour être obligés de passer à l'action. Puis, quand nous allons chercher de l'aide, l'esprit n'a qu'une seule préoccupation : trouver un médecin ou un autre soignant qui identifiera le problème et offrira une solution physique rapide. L'objectif premier est de comprendre ce qui se passe dans le corps et de découvrir combien de temps il faudra pour restaurer sa santé.

En général, les gens qui perçoivent ainsi la maladie sont très ouverts à toute forme de médication qui peut atténuer leur malaise, qu'il s'agisse de remèdes naturels ou pharmaceutiques, qu'elle soit susceptible ou non de créer une dépendance ou des effets secondaires à plus long terme. À l'instar de leur esprit, ces gens ont pour unique souci de se sentir mieux et de chasser la douleur.

Malheureusement, une grande proportion des gens ayant ce genre de perception voient un médecin et repartent sans explication ou diagnostic, car il n'y a pas de pathologie identifiable. Lorsque c'est le cas, les patients, tout comme les médecins, sont frustrés. En outre, on doit tenir compte du temps et de l'argent investis dans des tests inutiles ou dans certains traitements appliqués à une maladie inexistante. À cette étape, l'esprit ignore où trouver des réponses et le patient ne sait plus quoi faire. Privés de diagnostic, ces gens sont forcés d'accepter qu'on ne puisse rien faire pour eux, car personne ne connaît le vrai problème. Ils doivent apprendre à vivre avec leurs malaises en adaptant leur mode de vie et en prenant les moyens nécessaires pour atténuer leurs douleurs.

Il importe de se rappeler que la perception mentale de la maladie se concentre exclusivement sur le fonctionnement du corps — rien de plus. Son objectif premier est de hausser le niveau de conscience afin que le sujet prenne conscience d'une anomalie et attirer son attention sur la zone physique où se manifeste le problème. L'esprit accomplit cette tâche en haussant le niveau des récepteurs de la douleur relâchés dans le cerveau qu'il dirige vers la zone concernée du corps. Si l'esprit fait bien son travail, nous passons à l'action, car nous ne pouvons plus penser à autre chose.

La perception physique de la maladie

Quant à la perception physique, c'est une toute autre histoire, car il est question ici d'une maladie diagnostiquée qui affecte le corps de manière spécifique. Toutefois, dans bien des cas — comme dans les premiers stades du cancer, la maladie cardiaque et le diabète — nous n'avons pas conscience d'une anomalie parce que nous n'observons pas de symptômes qui nous pousseraient à chercher de l'aide. Dans une telle situation, on découvre en général le problème au moyen de tests de routine, et c'est alors le scénario des «bonnes nouvelles et mauvaises nouvelles».

Les nouvelles sont bonnes lorsque nous avons consciencieusement et régulièrement passé des examens et autres tests de routine, de sorte que le problème est découvert assez tôt et peut être traité avec succès. Les nouvelles sont mauvaises lorsqu'en recevant le diagnostic, et compte tenu de l'absence de symptômes physiques, nous sommes estomaqués et enclins à douter de sa véracité. Il arrive alors fréquemment que l'on nie la présence de la maladie et que l'on remette en question le diagnostic ou la compétence du médecin; le patient peut rejeter toute suggestion de traitement aussi longtemps que son esprit n'a pas pleinement réalisé ce qui lui arrive. Malheureusement, pendant que l'esprit nie la réalité et essaie de mieux comprendre, l'état du patient peut se détériorer au point où les options thérapeutiques se raréfient.

En adoptant la perception physique, le patient considère la maladie comme résultant de facteurs externes tels que des virus, des infections bactériennes, l'exposition à certains produits chimiques, des contaminants environnementaux, des lésions ou des traumas physiques et des prédispositions biologiques liées aux antécédents familiaux. Il se concentre sur la façon dont la structure corporelle est affectée et cherche à identifier spécifiquement ce qui a causé le problème en premier lieu, et dans quelle mesure le corps a été affecté. Le problème apparaît-il dans une seule zone ou affecte-t-il aussi d'autres zones?

Selon ce mode de perception, nous serions constitués de parties individualisées telles que les organes, les glandes et une variété de systèmes différents. Il n'y a pas de perception holistique du corps. Par conséquent, le traitement privilégié consiste à réparer ou enlever les parties affectées et — au besoin — à procéder à des traitements chimiques comme la chimiothérapie, les injections d'insuline ou l'utilisation de produits pharmaceutiques. Comme pour la perception mentale, la perception physique propose de remettre le corps dans l'état où il se trouvait avant la maladie, même si cela implique de compromettre l'état d'une autre partie du corps au cours du processus.

La perception psychologique de la maladie

Nous adoptons ce troisième mode de perception lorsque nous sommes préoccupés par notre état mental et essayons de comprendre si ce dernier affecte notre état physique. Nous examinons les facteurs tels que le manque de sommeil, la fatigue, le stress, les problèmes émotionnels, la perte d'appétit et la sensation générale de mal-être. Nous considérons que la santé et la maladie forment un continuum et que notre disposition mentale fait toute la différence entre le sentiment de bien-être et de mal-être.

Bien qu'elle soit psychologique par nature, cette perception nous incite fortement à recourir aux services médicaux. Elle peut générer des symptômes physiques tels que la tension musculaire, la douleur, les palpitations cardiaques et l'essoufflement — ces signes prévenant l'esprit que quelque chose ne va pas, même quand le médecin n'a détecté aucune anomalie. Les médecins appellent ce phénomène la *perception inquiète*, signifiant par là que la maladie se situe davantage dans la tête que dans le corps.

Une explication s'impose ici : quand nous sommes stressés, angoissés ou inquiets, nous sommes davantage portés à nous soucier de nos douleurs, et même à faire une fixation sur elles, au point de les considérer comme des indicateurs d'un problème plus grave. Nous risquons ainsi de créer une maladie imaginaire qui peut devenir bien réelle plus tard. Pire encore, ce problème illusoire peut devenir si réel que nous développons une relation avec lui et commençons à nous comporter comme si nous étions malades. Cette perception de la maladie révèle la toute puissance de l'esprit, sa capacité à provoquer une crise sur le plan médical, alors qu'aucun problème n'existe vraiment, et à faire une montagne d'une taupinière.

Cette perception définit la maladie en termes comportementaux et montre comment les modèles de comportement peuvent influencer notre bien-être corporel. Par exemple, lorsqu'on a le sentiment d'être immobilisé parce qu'on craint d'effectuer un changement, ce sentiment peut se manifester sous forme de constipation ou de problèmes aux pieds. Voici un autre exemple : une personne soumise ou qui adopte le comportement d'une victime parce qu'elle est dominée et abusée dans une relation. De telles circonstances peuvent générer un sentiment d'impuissance qui prendra la forme de l'asthme ; elles peuvent aussi être à la source de la crainte de s'exprimer clairement, ce qui pourra se traduire dans le corps par un problème de thyroïde ou une douleur à la gorge.

Ce mode de perception de la maladie aide à voir comment les situations négatives créent des pensées, des émotions, des attitudes et des croyances préjudiciables. Elles sont susceptibles de générer un état mental défavorable qui affecte non seulement notre comportement mais aussi la perception que nous avons de nous-même ; elles sont à la source de ces symptômes vagues, intermittents et difficiles à diagnostiquer qui nous laissent, tout comme les médecins, sur une énigme.

Pour se servir efficacement de cette perception de la maladie, il faut inclure dans le processus thérapeutique une évaluation de l'état mental du sujet, l'identification des modèles de comportement susceptibles d'avoir un impact sur le corps, et proposer des techniques de modifications cognitives et comportementales qui donneront à l'individu la force d'effectuer les changements nécessaires.

La perception psycho-spirituelle de la maladie

La perception psycho-spirituelle est, sans l'ombre d'un doute, l'élément le plus important du processus d'autoguérison, car il permet de voir la maladie de façon holistique, de prendre en compte toutes les autres perceptions abordées dans ce chapitre et de chercher à comprendre tous les facteurs cachés. Cette approche nous oblige à regarder au-delà des aspects physiques de la relation corps/esprit et à tenir compte des intentions de l'âme. Par conséquent, nous ne considérons plus la maladie simplement comme un dysfonctionnement ou un problème structurel, mais comme une crise trans-personnelle indiquant que le problème se situe probablement aux niveaux psychologique et spirituel tout à la fois.

Dans ce mode de perception de la maladie, nous considérons l'âme, l'esprit et le corps comme un ensemble dont les parties sont liées par l'énergie. Une perturbation dans l'une de ces instances affectera donc les deux autres. Nous cherchons à identifier les obstacles qui empêchent l'âme de s'exprimer par les pensées, les mots, les actions et les relations humaines. Nous voulons comprendre les histoires qui limitent le moi et le bagage accumulé qui font en sorte de compromettre ce que nous sommes, nous amènent à nous sentir mal dans notre peau et finissent par affecter notre corps. Lorsque nous adoptons cette perception, nous nous efforçons de dévoiler toutes les significations cachées, car nous savons que la guérison ne sera pas possible autrement.

Ce point de vue ne nous amène pas à définir notre état en analysant les maux, les douleurs ou autres troubles identifiables. Nous examinons plutôt comment la sensation de malaise que nous éprouvons influe sur notre qualité de vie. Nous considérons plutôt les problèmes comme des occasions de réévaluer et transformer les pensées et les schémas émotionnels qui nous empêchent d'être en bonne santé. Cette crise trans-personnelle que nous avons créée nous force à dépasser les symptômes corporels évidents et à évacuer les fixations mentales associées à la douleur. Nous sommes obligés de fouiller plus en profondeur dans notre coffre à histoires afin de mettre à jour tous les facteurs à l'origine de notre état mental malsain.

Cette perception nous permet de voir dans la douleur, le mal-être, la tension et le stress des baromètres qui mesurent le niveau des compromissions — en ce qui a trait à notre nature véritable — que nous avons atteint afin de nous intégrer aux structures sociétales et familiales, de nous conformer, de monter en grade, ou tout simplement d'être acceptés. Dans cette perspective, la maladie est un signe qui traduit l'importance de la rupture entre l'âme, l'esprit et le corps. Elle nous rappelle que nous devons élaborer notre style de vie en fonction de notre santé plutôt que l'inverse.

La perception mentale de la maladie s'exprime à travers les symptômes ; la perception physique à travers le diagnostic ; la perception psychologique à travers le comportement ; et la perception psycho-spirituelle, quant à elle, s'exprime par les métaphores. Voici quelques exemples :

- L'expression « cesse de te traîner les pieds » indique le besoin d'amorcer une démarche pour changer ce qui vous semble devoir l'être. Cette métaphore se manifeste sur le plan psychologique comme une peur de l'inconnu, et peut s'exprimer physiquement sous forme de douleur ou de problèmes aux pieds, aux chevilles ou dans le bas du dos.

- L'expression « tout ça est dans ta tête » révèle le besoin de modifier les pensées à l'origine des limitations mentales qui sont pour vous autant d'obstacles à votre évolution. Cette métaphore se manifeste psychologiquement dans le comportement — comme le fait de sombrer dans l'autocritique ou l'indécision et de prendre la vie trop au sérieux — et peut se traduire sur le plan physique par des maux de tête, des tensions musculaires dans le cou et les épaules, ainsi que des problèmes dans le haut de la colonne vertébrale.

- L'expression « la vie est dure » indique le besoin de faire une pause et de réévaluer votre style de vie. Cette métaphore se manifeste au niveau psychologique comme une peur du changement, et se traduit physiquement sous forme de maladie cardiaque, de calculs rénaux, d'arthrite rhumatoïde et de fibromyalgie.

La perception psycho-spirituelle de la maladie ne nous incite pas à rechercher des solutions rapides ou des soulagements instantanés à l'aide de médicaments ; elle n'encourage pas non plus l'évitement sur le plan émotionnel ou l'adoption de comportements passifs. Elle favorise au contraire l'expression des histoires, des émotions négatives et des perceptions ; après les avoir ramenées à la surface, nous pouvons mieux évaluer leur impact sur notre vie. Elle considère les émotions négatives fortes telles que la peur, la colère, la haine et la rage comme des indicateurs de la somme d'énergie et de temps investie dans la perpétuation de schémas qui compromettent notre vraie nature. L'expression de la peine fait naturellement partie du processus thérapeutique et constitue un moyen de relâcher les fortes émotions enfouies en profondeur dans la psyché. La clémence envers soi-même est la seule manière de refaire la connexion entre l'âme, l'esprit et le corps ; elle nous permet de guérir à tous les niveaux.

La valeur de cette perception réside en ce qu'elle nous pousse à poser des gestes et nous oblige à effectuer les changements indispensables pour refaire les liens. Elle exige que nous participions au processus, plutôt que de renoncer à prendre en main notre santé et notre bien-être. L'approche psycho-spirituelle nous encourage à ne pas oublier ce que nous éprouvons quand nous sommes en santé — cet état où tout est meilleur qu'avant la maladie.

La seule perception qui vaille

Comme nous l'avons vu dans le cas d'Alice au début de ce chapitre, la seule perception qui comptait pour elle était la sienne. L'opinion ou les conclusions de ses médecins n'avaient aucune importance. Elle acceptait pleinement sa maladie, se l'appropriait, s'identifiait à elle et en tirait parti. Elle avait développé avec celle-ci une relation psychologique si positive qu'elle était bien résolue à la perpétuer.

De la même manière, notre perception de la maladie est la seule qui compte vraiment. Elle seule peut déterminer la relation que nous établirons avec notre problème, les types de traitements que nous serons disposés à recevoir ou à essayer, la tolérance dont nous ferons preuve quant à son impact sur notre vie et notre degré d'implication dans le processus de guérison. C'est notre attitude qui nous incitera à rechercher un soulagement instantané et un médecin pour tout régler, ou à entreprendre une démarche d'autoguérison. C'est elle qui déterminera si, au-delà des symptômes physiques et des diagnostics, nous accepterons de regarder plus en profondeur, de façon à mettre au jour les significations cachées derrière la maladie, et si nous consentirons à transformer ces messages latents en libérant leurs charges émotionnelles.

Je vous recommande de prendre un moment pour réfléchir à ce que vous ressentez quand vous êtes malade. Quelles pensées cet état génère-t-il? Vous sentez-vous restreint et emprisonné? Quand vous ne vous sentez pas bien, avez-vous l'impression que votre univers se rétrécit, au point où votre condition physique colore la vision que vous avez de votre vie? Êtes-vous frustré ou en colère? Avez-vous le sentiment que la maladie vous est utile parce qu'elle vous donne la permission de ralentir le rythme frénétique de votre vie? Vous permet-elle d'obtenir les soins et l'attention dont vous avez tellement besoin?

Êtes-vous le genre de personne à sortir du lit, même quand vous vous sentez faible et éprouvez une douleur musculaire intense, au lieu de suive la voie la plus facile, de rester au lit et de vous enfouir la tête sous les couvertures? Vous identifiez-vous à la maladie en utilisant des phrases telles que: «j'ai un cancer», «mon problème de cholestérol», ou «j'ai une maladie cardiaque»? Croyez-vous que votre état est signifiant — comme s'il essayait de vous dire que quelque chose ne fonctionne pas? Y voyez-vous un signal qui vous informe du besoin de changer certaines choses?

La façon dont vous répondrez à ces questions révèlera le type de relation que vous entretiendrez avec la maladie, si jamais elle devait survenir, et dévoilera ainsi votre perception. Vos réponses vous donneront une idée des traitements qui auront votre préférence et du rôle que vous jouerez dans le processus thérapeutique. Plus important encore, elles vous indiqueront le point de départ: vos pensées. Celles-ci sont à la base de vos émotions et à l'origine de vos attitudes et de vos croyances, en plus de déterminer votre point de vue. Les pensées jouent un rôle de navigateur intérieur et elles donnent naissance à vos expériences. Elles seules déterminent la qualité et la solidité de votre santé.

CHAPITRE 6

Les pensées
comme navigateurs internes

Si nous voulons découvrir pourquoi nous tombons malades, nous devons commencer par comprendre ce que sont les pensées, comment elles fonctionnent, et pourquoi elles ont autant d'influence sur chaque aspect de notre être — mental, émotionnel, physique et spirituel. Toutefois, ceci constitue un paradoxe intéressant. Devons-nous tenter de les comprendre psychologiquement ou scientifiquement ?

Psychologiquement, nous savons que les pensées :

- Existent à un certain niveau parce que nous pouvons voir leur influence sur notre comportement.

- Orientent nos paroles et nos gestes.

- Sont à la source de nos expériences — nous devenons ce que nous pensons.

- Déterminent les charges émotionnelles que nous leur conférons.

- S'autoalimentent de façon répétitive et forment nos souvenirs et nos croyances.

- Sont la source de nos perceptions, histoires, habitudes et de notre zone de confort.

- Déterminent la façon dont nous interagissons avec le monde extérieur — et la façon dont ce dernier nous affecte intérieurement.

- Influencent nos relations et notre façon d'interagir avec les autres.

- Sont perçues par le cerveau comme réelles (bien qu'intrinsèquement, elles ne le soient pas), influençant ainsi notre perception de la réalité.

Pourtant, scientifiquement nous connaissons peu de chose à ce sujet, parce qu'aucune expérience ou étude en aveugle ne peut fournir des preuves indiscutables, ne serait-ce que de l'existence des pensées, encore moins apporter des réponses à plusieurs de nos questions à leur sujet. Entre autres choses, nous nous demandons : *Quelle est la nature d'une pensée ? Y a-t-il une impulsion spirituelle derrière ce que nous pensons ? Les pensées ont-elles une composante énergétique qui, d'une façon ou d'une autre, agit comme pôle d'attraction invisible ? Pourquoi ne peuvent-elles être décrites de manière concise et précise par leur créateur ? Si elles ne sont que des stimuli électrochimiques, comment déclenchent-elles une série d'observations qui forment quelque chose qui a un sens et une substance ? Qu'est-ce qui détermine la charge émotionnelle qui s'attache à une pensée ? Est-ce le souvenir de nos expériences ou est-ce un moyen qu'utilise l'âme pour nous pousser à l'action ? Et, bien sûr, pourquoi sommes-nous le produit de nos pensées prédominantes habituelles ?*

En fait, la science apporte une réponse à la dernière question ; les efforts accomplis en vue de comprendre pourquoi nous avons des pensées récurrentes nous ont permis d'acquérir une meilleure compréhension du fonctionnement du cerveau. Scientifiquement, nous avons appris que c'est un système ouvert, ce qui signifie qu'il reçoit et échange constamment de l'information à la fois avec l'extérieur et à l'intérieur. Cet aller-retour prend la forme d'impulsions électrochimiques qui se propagent d'un hémisphère à l'autre et d'un lobe à un autre. Lorsqu'une personne reproduit certaines façons de penser, la structure neuronale du cerveau se réorganise pour pouvoir reconnaître plus efficacement ces patterns récurrents et s'y adapter. Même si le cerveau est capable de gérer plusieurs types différents de stimuli externes et internes, lorsque des schémas mentaux se répètent, il devient souvent réticent à accepter de nouvelles données, limitant ainsi l'éventail et les formes de pensée du sujet.

Nous avons appris que le cerveau n'est pas différent des autres parties du corps. Il cherche lui aussi à survivre et à se développer, et il reconnaît qu'il ne peut le faire s'il est limité par la répétition. Conséquemment, lorsqu'il se trouve dans un schéma de pensée potentiellement destructeur, il réorganise ses fonctions en créant de nouveaux circuits neuronaux, permettant ainsi la réorganisation à un niveau d'opération supérieur, plus complexe. C'est cet état plus élevé qui permet la communication entre certaines parties du cerveau qui n'interagissaient pas précédemment. Plus important, nous savons que les changements dans le cerveau ne se produisent pas uniquement de temps à autre ; c'est un processus continu.

Lorsque le cerveau établit de nouveaux schémas, il connaît des modifications importantes. Il devient plus ouvert et plus réceptif à la création de nouvelles pensées et la clarté mentale s'accroît. Des informations qui semblaient sans lien de parenté et étaient considérées comme inutilisables — parce qu'elles n'entraient pas dans les schémas de pensée répétitifs — sont désormais connectées ; résultat : de nouveaux choix deviennent possibles. La capacité d'apprendre augmente, de même que l'intuition. La créativité est activée et nous voulons faire de nouvelles expériences et aller au-delà de ce qui est familier. Nous sommes mieux équipés pour relever les défis qui se présentent parce que nous sommes plus stables mentalement et émotionnellement. Nous abordons la vie plus positivement et interagissons avec les autres avec plus de confiance. Nos perceptions se modifient ; nous constatons que nous ne répétons plus les mêmes schémas de pensée et que nous ne racontons plus les mêmes histoires. Notre santé s'améliore parce que nos pensées nous viennent en aide.

Bien qu'il soit encore impossible aujourd'hui de fournir des preuves pour appuyer cette théorie, certains scientifiques croient que cette réorganisation et cette création de nouveaux schémas dépassent le simple désir de survie du cerveau. Ils croient qu'un lien existe avec le besoin de l'âme de rétablir la santé physique, et que celle-ci ne peut y arriver qu'en améliorant l'état mental.

La nature de la pensée

Une pensée n'est rien d'autre qu'une métaphore — elle a un sens et une substance pour son créateur et elle fournit en même temps une association afin que le cerveau puisse se servir de l'information qu'elle contient. Le cerveau dépend entièrement des associations pour établir les liens nécessaires et accéder à la compréhension ; si la pensée ne fait pas sens, ou ne peut fournir le bon lien métaphorique, le cerveau ajoutera les détails nécessaires en la reliant à une expérience passée. Ce faisant, il déclenche une myriade de pensées similaires qui l'aideront à déterminer quoi faire avec les données et quels gestes poser. En établissant un lien avec un élément familier, nous voyons plus clair et nous pouvons ainsi donner un sens à nos expériences. Toutefois, lorsque le cerveau est incapable d'établir rapidement un lien entre une idée et un élément connu, alors il a tendance à juger le concept inutilisable et à le rejeter.

Les pensées servent de fondation à notre existence parce qu'elles marquent les événements de notre vie. Elles nous relient au passé, nous amènent dans le présent, et offrent une direction pour le futur. Toutefois, contrairement à ce qu'on nous a conditionnés à croire, elles ne sont pas nos maîtres, elles ne nous contrôlent pas. Le libre arbitre est notre nature même, et nous pouvons modifier nos pensées chaque fois que nous choisissons de le faire — c'est-à-dire, bien sûr, si nous sommes disposés à nous aventurer en terrain inconnu.

La raison d'être de la pensée est de nous révéler où nous en sommes mentalement, émotionnellement, physiquement et spirituellement au moment précis où nous élaborons une idée et de nous permettre de décider si la métaphore qu'elle offre possède ou non une certaine valeur. Si nous décidons qu'elle est valable, nous exerçons notre libre arbitre en acceptant son information et en agissant en conséquence. D'un autre côté, si nous concluons que ce n'est qu'une copie de certaines pensées qui viennent appuyer une perception, une habitude ou une zone de confort, alors nous choisissons de créer une nouvelle idée.

Les pensées cherchent à élargir notre perception de la réalité en déplaçant notre attention de l'extérieur vers l'intérieur, car notre nature humaine nous incite à toujours voir ce qui est évident et à chercher les réponses à l'extérieur de nous. En dirigeant notre attention vers l'intérieur, nous avons la possibilité de prendre conscience de la façon dont les événements extérieurs nous affectent intérieurement. Nous pouvons ressentir les charges émotionnelles que nous ajoutons à nos pensées et utiliser notre corps pour savoir si ce que nous pensons vaut la peine de s'y accrocher et de le répéter à l'avenir, ou s'il vaut mieux changer nos pensées à cause de la détresse émotionnelle et du stress physique qu'elles génèrent.

Les pensées agissent comme notre navigateurs internes en nous offrant une direction et une orientation. Par leurs métaphores, elles nous disent où nous sommes, où nous allons, et ce que nous devons faire pour atteindre nos destinations. Elles donnent un sens à nos expériences et nous aident à trouver des réponses. Nos pensées nous fournissent des intuitions, proposent des solutions de rechange, créent de nouvelles idées, nous aident à prendre des décisions, et génèrent des émotions pour que nous puissions décider quoi faire. Les pensées révèlent ce dont nous avons besoin, ce que nous voulons et désirons. Elles nous le disent lorsque les idées que nous élaborons ne sont pas réellement les nôtres, mais reflètent plutôt les opinions des autres — et elles nous permettent même de réaliser que nous pensons trop.

Nous nous définissons par la qualité de nos pensées, et nous exprimons celle-ci par nos comportements. Si nos pensées favorisent la confiance en soi, alors nos actes en sont les témoignages. D'un autre côté, si elles nous renvoient une image de victime, alors nous jouons ce rôle, et nous blâmons les autres pour nos malheurs. Si nos pensées sont malsaines, nous nous livrons à des activités nocives et adoptons un style de vie néfaste.

La qualité de nos pensées nous permet de voir où nous plaçons nos énergies mentales. Si elles sont focalisées vers l'extérieur, nous nous tournons vers les autres pour recevoir approbation et acceptation, réagissant ainsi comme des robots mentaux plutôt que de penser par nous-mêmes. Si nous nous tournons vers l'intérieur, nous adoptons un rôle d'observateur et exerçons notre libre arbitre pour nous affranchir des pensées des autres. Ce faisant, nous cessons de compromettre notre véritable nature et nous acceptons de développer nos dons naturels.

L'anatomie de la pensée

Les pensées constituent la ligne de vie qui sépare nos mondes intérieur et extérieur. Elles tissent la toile de nos apprentissages et de notre sagesse intérieure. En entrelaçant ces deux domaines, nous pouvons fonctionner dans une réalité plus vaste et considérer nos expériences d'une façon plus holistique. La capacité de créer des pensées est illimitée. Les seules limites sont celles que nous nous imposons ; elles résultent de ce que nous avons appris. Alors que nos pensées créent divers comportements et attirent des expériences variées, leur constitution est toujours la même. Les pensées sont faites de conscience, de données, d'émotions, de souvenirs, d'associations, de connections, de polarités et de changement.

Conscience

Toute pensée est déclenchée par un état de conscience, peu importe que ce soit une observation au moyen des cinq sens physiques, une émotion ou une sensation que nous fait ressentir notre connaissance intérieure ou notre intuition. La conscience est le catalyseur de la pensée et elle laisse le cerveau déterminer quelles pensées doivent être élaborées. Nous pouvons les relier à nos observations, et ainsi leur donner un sens. La conscience augmente notre sensibilité tant mentale qu'émotionnelle et elle indique au cerveau quelles pensées multiplier, lesquelles éliminer, et sur lesquelles il convient d'agir. Elle donne une orientation aux activités mentales et détermine la charge émotionnelle qui devrait être attachée à chaque pensée. Elle avertit le cerveau des dangers imminents, ou elle lui signifie que tout va bien. La conscience nous permet d'observer les évidences tout en révélant les significations cachées derrière nos expériences. Elle active la recherche et la récupération d'informations emmagasinées dans notre mémoire à court et à long terme.

Données

Toute pensée est riche de données qui permettent au cerveau de faire des associations et d'établir des liens. Au moment de sa création, une pensée est dénuée de toute charge émotionnelle, de sorte que l'information qu'elle présente est d'une formidable clarté. Nous l'éprouvons comme une épiphanie, un moment de réalisation, un éclair de compréhension, ou la proverbiale ampoule qui s'allume dans notre tête ; et nous savons à un niveau profond si l'information qu'elle présente est exacte. Ces idées sont associées à la sagesse intérieure et sont initiées par notre intuition. Par conséquent, nous nous fions à notre instinct pour savoir comment les utiliser.

Si, pour une raison quelconque, nous n'agissons pas immédiatement suivant nos impulsions, le cerveau suit alors le processus d'association et la qualité des données qui sont offertes change de façon dramatique. Le matériel sera alors associé à une expérience passée, la sagesse se transformera en souvenir. L'émotion sera étiquetée et la charge émotionnelle qui lui sera attachée indiquera au cerveau si celle-ci est utilisable ou si elle doit être rejetée. Chaque fois que les données sont ainsi étiquetées, elles sont altérées, elles perdent leur clarté et les occasions de changement sont moins nombreuses. Le cerveau préfère les données qui sont lui familières plutôt que celles qu'il ne connaît pas et dont il ne sait pas quoi faire.

Émotions

L'étiquetage d'une pensée se produit dès qu'une charge émotionnelle lui est ajoutée —qu'elle soit positive ou négative, ça ne fait pas de différence. Notre cerveau comprend alors comment il doit traiter cette information et comment cette donnée nous affecte intérieurement. Les émotions gouvernent chaque aspect de notre être. Sur le plan mental, elles déterminent la qualité des pensées, dirigent le cerveau au cours du processus d'association et l'aident à établir les connexions nécessaires pour continuer à évoluer. Sur le plan physique, elles informent le cerveau de ce qui se passe sous la surface de la peau. Elles influencent les processus corporels volontaires, tels que la coordination des muscles, et les processus involontaires tels que la sécrétion d'hormones lors de la réaction « le combat ou la fuite » ; de même que le contrôle de la vessie et des intestins, la respiration et le rythme cardiaque. Elles modifient le flux énergétique dans le corps et attirent l'attention sur la zone où le moi physique est atteint émotionnellement. Elles affectent le réseau de communication esprit/corps et nous avertissent lorsque notre énergie augmente ou s'épuise dramatiquement.

Souvenirs

Les souvenirs sont des pensées répétitives qui deviennent figées au niveau du comportement. C'est ce dont nous nous souvenons ; le cerveau s'en sert pour faire des associations qui lui permettront de traiter les données nouvelles. Un souvenir est créé chaque fois que le cerveau étiquette des pensées répétitives chargées de réactions émotionnelles similaires.

Chaque souvenir individuel est un microcosme de notre vie qui a été préservé dans le temps. Les souvenirs sont la matière première de nos histoires et ils sont responsables de la formation d'habitudes, de zones de confort et de perceptions. Le problème en ce qui les concerne — et la raison pour laquelle ils semblent avoir une si forte emprise sur nos pensées — c'est que le cerveau, dans son besoin d'effectuer une association, ne recherche que les souvenirs auxquels sont attachées les plus fortes charges émotionnelles. Cela signifie que toute donnée entrante qui possède une vague similarité de contenu et d'émotion sera automatiquement rattachée à un souvenir compatible, même si la correspondance n'est pas parfaite. Ce besoin constant d'effectuer des associations déforme les choses à tel point qu'il est difficile de se souvenir de l'expérience originelle.

Associations

Les associations sont essentielles dans le processus de la pensée, car elles indiquent au cerveau la prochaine étape et le moment où ce dernier doit traiter les données qu'il reçoit. Sans elles, le cerveau serait paralysé par la surabondance de données et incapable de fonctionner. En tant que receveur de données, il doit classifier, compartimenter et associer chaque information à une expérience récente ou à un souvenir lointain. Il accomplit cette tâche en associant la nouvelle information à un matériel existant qui ne fait pas partie de l'expérience actuelle. Ces liens sont établis au moyen de l'étiquetage émotionnel ; il n'y a pas de logique ou raisonnement intellectuel lié à l'événement.

Lorsqu'une expérience est associée à un souvenir, nous pouvons nous en rappeler, lui donner un sens, agir sur elle, et expliquer le comportement qui lui est associé. Les associations sont comme le pilote automatique du cerveau, car elles orchestrent ce processus sans que nous ayons à y penser. Chaque fois qu'il y a une connexion, l'esprit associatif classe les expériences ensemble dans la même mémoire organisatrice en vue d'en faire usage plus tard.

Connexions

Une fois le processus précédent complété, et après que le cerveau se soit souvenu de la façon de réagir à l'expérience, les connexions s'établissent. Contrairement aux associations qui relient les événements à des souvenirs étiquetés, les connexions les relient à des comportements. Ainsi, nous sommes en mesure de comprendre les événements et de les utiliser pour prendre des décisions. Les connexions élargissent le souvenir en y ajoutant le temps, l'espace et l'activité. Elles le recréent mentalement et physiquement et l'amène à l'avant-scène de notre pensée. Ce faisant, elles donnent vie au souvenir plutôt que de le laisser dans nos archives mentales. Ce processus nous aide à prendre du recul par rapport aux charges émotionnelles et à leur enlever de l'énergie de sorte que nous pouvons nous souvenir de l'expérience originale. Les connexions nous permettent de cesser de penser à faire quelque chose et de passer à l'action.

Polarité

Les pensées sont polarisées : leur création sous-jacente est activée par l'attention ou par l'intention. L'attention est l'activité mentale de concentration. Elle aide le cerveau à rechercher certaines caractéristiques et signaux qui lui permettront de trouver les données dont il a besoin et qui lui indiqueront aussi ce qu'il doit faire. L'attention dépend des sens physiques pour recueillir l'information et sa focalisation est extérieure. Dans le processus de perception, le cerveau a besoin d'un point de départ pour recueillir les données et de quelque chose pour rester centré sur la tâche à accomplir. Ce «quelque chose» c'est l'attention qui lui permet d'observer et d'examiner la situation dans son ensemble afin de rassembler les données nécessaires au processus d'association.

Par exemple, l'attention utilise la conscience pour rechercher des expériences et des objets dont les qualités sont à la fois spécifiques et similaires. Une fois ceux-ci identifiés, l'attention leur assigne une fonction et une relation à d'autres expériences et objets. Ceci forme le cadre dont l'esprit a besoin pour faire ses associations et puiser dans l'histoire. Le phénomène de l'attention a un tel effet globalisant sur les processus de perception du cerveau que nous sommes rarement conscients de son activité, jusqu'à ce que nous reconnaissions un schéma répétitif de pensée, d'expérience ou de comportement.

L'intention, par contre, est une activité émotionnelle que nous utilisons pour identifier la raison pour laquelle nous voulons recueillir l'information. Elle est focalisée sur la recherche de sens derrière nos pensées et nos expériences. Ce filtre élimine tout ce qui ne correspond pas à ce que nous voulons trouver, tout en nous aidant à nous concentrer sur l'obtention de ce que nous désirons. Bien que le cerveau puisse chercher rapidement parmi une vaste quantité de données obtenues par l'attention, l'intention se concentre sur les données qui nous procureront ce dont nous avons besoin pour passer à l'action.

Porter attention est beaucoup plus facile à faire si nous savons ce sur quoi nous voulons nous concentrer, et c'est le processus de perception de l'intention qui dit au cerveau quoi chercher et pourquoi.

Ce processus permet d'éliminer toutes les autres données qui pourraient constituer une distraction. Il compense également pour nos « angles morts mentaux » et utilise l'association comme toile de fond afin que nous puissions comprendre ce que nous devons faire. Alors que nous sommes rarement conscients de l'activité de l'attention, nous sommes par contre très conscients de l'intention : nous prenons délibérément la décision de rechercher une chose en particulier, et nous utilisons l'émotion pour nous dire si nous avons trouvé cette chose ou non.

Changement

Norman Vincent Peale a dit : « Changez vos pensées et vous changerez votre monde ». Cet énoncé est tout à fait juste parce que chaque pensée nous offre l'occasion de modifier la pensée précédente. Lorsque vous modifiez votre perception et prenez conscience de ce catalyseur de changement, vous libérez votre pensée des limitations mentales imposées par votre conditionnement. Vous voyez le monde extérieur différemment. Vous devenez plus impliqués dans la vie et prêts à tenter de nouvelles expériences, et vos interactions avec les autres changent de façon significative. La modification de nos pensées est une habileté qui s'acquiert comme n'importe quelle autre. Tout commence par la décision consciente de passer à l'action et d'identifier les pensées sur lesquelles on veut travailler.

Une fois le processus enclenché, portez une grande attention aux occasions qui vous ont permis de changer d'opinion et passez-les en revue. Cet examen vous permet de contrôler la qualité de vos pensées et de réévaluer les associations que vous faites. Vous découvrirez que votre cerveau a accepté certaines données nouvelles et qu'il est en train de créer de nouvelles associations ; ou alors, vous comprendrez qu'il tente encore de conserver les anciennes. De plus, lorsque vous changez d'idée, vous avez intérêt à le verbaliser afin de minimiser les doutes que vous pourriez entretenir quant à votre valeur et renforcer votre confiance dans votre capacité à créer de nouvelles pensées.

Les pensées et la loi de l'attraction

Les pensées ne sont que des vibrations, et lorsque leur énergie irradie du corps, elles servent de pôles d'attraction à nos expériences. Cela signifie que nous attirons ce que nous pensons et vice versa. Dès qu'une pensée a été créée et qu'on lui a accolé une émotion, elle acquiert une vie propre et quitte le corps sous forme de message énergétique, en transmettant son intention pour trouver une personne susceptible d'aider à la réalisation de son objectif. Comme le code Morse, elle émet à plusieurs reprises : *Y a-t-il quelqu'un à la ronde qui a eu une pensée et une charge émotionnelle similaires ? Y a-t-il quelqu'un qui puisse fournir les données nécessaires à une association ?*

Lorsque cette pensée trouve un destinataire, une danse énergétique silencieuse et un mélange d'idées se produisent. Les pensées de l'émetteur et du récepteur se connectent et les données sont transférées. Lorsque cette connexion est établie, les pensées du récepteur sont modifiées et de nouvelles pensées sont créées. Une fois l'échange complété, la pensée originale, telle un boomerang, retourne à l'émetteur sous forme de conscience, et le cerveau met en branle son processus d'association et de connexion. Ceci explique pourquoi nous avons tendance à attirer encore et encore les mêmes expériences et les mêmes personnes.

Cet échange énergétique est très semblable au processus de communication physique. Si nous rencontrons quelqu'un qui nous ressemble et qui a des pensées similaires aux nôtres, notre interaction est productive — chacun obtient ce dont il a besoin. Toutefois, contrairement aux conversations avec des personnes qui sont différentes de nous, ce qui crée des tensions et du stress, le processus vibratoire ne se met en place que lorsqu'il y a correspondance. Il est important de noter que ce processus s'effectue, que les pensées soient exprimées ou non ; en outre, la qualité des données que nous recevons est directement proportionnelle à celle que nous émettons. En d'autres mots, les pensées créées dans la confusion attirent des pensées de même nature, et les pensées claires et concises reçoivent des réponses qui leur ressemblent.

Si l'intention derrière le message est de nourrir des émotions auto-destructrices, alors nous attirerons des personnes et des expériences qui feront exactement cela. D'un autre côté, si nous en avons assez de nous sentir moches et si nous changeons nos pensées et les charges émotionnelles qui leur sont attachées, alors nous attirerons des personnes qui refléteront nos nouvelles conceptions en paroles et en actes. Cela signifie que la capacité de nous transformer, de nous améliorer, de nous guérir et de contrôler notre environnement n'est pas une théorie — c'est une réalité.

La vitesse à laquelle voyage la pensée

La vitesse d'une pensée dépend de la charge émotionnelle qui lui est attachée. Plus l'énergie négative est forte, plus elle voyage rapidement, et plus elle est positive plus elle se déplace lentement. Bien que ce ne soit peut-être pas ce qu'on a envie d'entendre, il y a une raison à cette anomalie : le conditionnement. Regardons les choses en face : nous ne sommes pas entraînés à faire nos propres choix ou encouragés à exprimer ce que nous ressentons. Notre éducation ne nous incite pas à croire que nous pouvons nous guérir nous-mêmes ou être maîtres de notre destinée.

Nous sommes conditionnés à nous comporter de façon conciliante afin que les autres nous acceptent, nous apprécient et nous aiment. On nous a disciplinés pour que nous nous adaptions à nos structures familiales et sociales ; et on nous condamne, nous rejette, et nous ostracise lorsque nous tentons de penser en dehors des normes ou d'agir différemment. On nous encourage à ressembler aux autres et à agir comme eux. Étant donné que chaque fois que nous devons agir contre notre nature, nous le ressentons comme une compromission de notre être, nous y attachons des charges émotionnelles négatives et nous continuons à renforcer ces vibrations encore et encore jusqu'à ce qu'elles deviennent des schémas envahissants de pensées et de comportements.

Le résultat, c'est qu'avec le temps, notre cerveau se modifie pour accepter uniquement les pensées qui sont conformes au conditionnement et qui sont chargées d'émotions négatives. Ainsi, nous pouvons faire des associations rapides, les associer à un souvenir et les utiliser pour prendre une décision (que la correspondance soit précise ou non) ; puis nous passons à l'idée suivante. Il est plus facile et plus rapide pour ces pensées de trouver des récepteurs correspondants sur le plan énergétique parce qu'il y a un nombre important de personnes qui ont subi le même entraînement.

Néanmoins, changeons notre perception et adoptons un autre point de vue. Nos expériences du monde extérieur ne sont peut-être qu'un reflet de ce que nous avons reconnu comme vrai à cause de notre conditionnement ; si c'est le cas, alors peut-être que le fait d'attirer rapidement des expériences négatives constitue la manière qu'utilise notre cerveau pour nous mettre en garde, nous dire que les formes de pensée répétitives sont potentiellement préjudiciables à notre bien-être et à notre santé globale. Peut-être la récurrence elle-même nous encourage-t-elle à changer.

Dans cette nouvelle perspective, il se pourrait que les expériences chargées d'émotions positives bougent plus lentement pour que nous puissions reconnaître ce que nous devons transformer ou la façon dont nous avons changé. Peut-être la vitesse réduite nous permet-elle d'effectuer la pause mentale nécessaire pour réévaluer la qualité de nos pensées. Ainsi, nous n'attirerons pas de façon aveugle ce que nous ne voulons pas. La vitesse réduite peut nous permettre d'établir des corrections au fur et à mesure, au lieu d'attendre d'avoir heurté le proverbial mur de brique — et, une fois étendus par terre, nous interroger sur ce qui vient de se produire. Peut-être qu'en ralentissant, nous pouvons voir comment nos pensées affectent notre corps, puis choisir d'intégrer des idées positives pour améliorer la qualité de notre santé.

Les pensées et la santé du corps

Y a-t-il un lien entre ce que nous pensons et ce qui se produit dans notre corps ? Absolument, et la science commence enfin à comprendre l'ancienne croyance métaphysique qui s'est maintenue pendant des milliers d'années : *Ce que nous pensons et ce que nous ressentons se reflètent dans notre corps.* Nous savons maintenant que nos systèmes nerveux, immunitaire et endocrinien sont en communication constante, non seulement entre eux, mais aussi avec nos pensées. Les messages chimiques qui leur sont attachés transmettent des instructions. Cela signifie que chaque pensée affecte le corps d'une certaine façon, qu'elle soit liée à une émotion positive ou négative. Toutefois, nous découvrons qu'il nous faut surveiller les pensées chargées négative-ment, car ce sont elles qui possèdent les messages chimiques les plus forts et qui bouleversent le plus l'organisme. Ce sont ces pensées qui affectent le plus le système immunitaire et, avec le temps, la capacité d'éviter les infections, les bactéries et les virus qui ultimement se transforment en maladie, s'amoindrit.

Candace Pert, Ph.D., auteure de *Molecules of Emotion*, nous dit que le stress physique et émotionnel empêche le corps de fonctionner adéquatement. Elle nous révèle ceci : les pensées négatives et le stress émotionnel peuvent produire un déséquilibre chimique qui s'exprime sous forme de désespoir et d'impuissance, lesquels à leur tour affai-blissent gravement le système immunitaire. Ses recherches démon-trent que puisque tout est énergie, nous pouvons conclure qu'il n'y a pas de différence entre l'énergie d'une pensée et l'énergie du corps ; que l'idée soit déclenchée de l'extérieur ou de l'intérieur, cela ne semble pas faire de différence. Si elle est chargée d'une émotion négative, elle inhibe directement le système immunitaire et peut nous rendre malade. Elle peut même nous tuer.

Il y a fondamentalement deux sortes de pensée : les pensées saines et les pensées malsaines. Si nous voulons voir comment les pensées malsaines augmentent notre susceptibilité à la maladie, nous n'avons qu'à étudier le simple rhume. Depuis des siècles, on pense générale-ment que des émotions, telles que le chagrin et la déception, nous prédisposent aux infections respiratoires mineures comme le rhume et la grippe. Ceci est maintenant confirmé scientifiquement. Dans une étude, on a demandé aux sujets de prendre note des tracasseries qu'ils subissaient sur une base quotidienne, puis de décrire la façon dont ces situations les amenaient à se sentir sur les plans émotionnel, mental et physique. Les résultats ont montré qu'il y avait moins de répercussions sur la santé des individus qui conservaient leur calme. D'un autre côté, les personnes qui disaient se sentir abattues, épuisées et fatiguées à cause de toutes les situations stressantes, étaient plus souvent aux prises avec des infections respiratoires. Les recherches ont même démontré que, typiquement, quelques jours avant le début d'une infection respiratoire, on retrouvait une augmentation du nombre de situations irritantes et une diminution correspondante de la capacité à les gérer. On en a conclu que la répétition de pensées stressantes, associée aux tracasseries et à l'anxiété, affaiblissait le système immunitaire et augmentant ainsi la vulnérabilité du sujet au rhume ordinaire.

Ceci s'est produit lorsque les pensées des sujets se transmutaient en une croyance, à savoir que la vie n'est qu'une longue succession de tracas. Non seulement étaient-ils aux prises avec une distorsion cognitive, mais ils avaient aussi une attitude aigrie envers la vie parce qu'ils la percevaient comme une déception perpétuelle. En tant que praticienne de la médecine intuitive, je considère que le rhume ordinaire et la grippe résultent de pensées qui s'acidifient et qui provoquent un changement de pH dans les systèmes digestif et immunitaire. Ceci crée un déséquilibre chimique qui fournit l'environnement idéal pour que les virus responsables de ces maladies puissent se développer. Le chagrin et la tristesse sont des émotions acides qui résident dans les poumons sous forme énergétique — le chagrin, dans le poumon droit et la tristesse, dans le gauche.

Chaque douleur ou souffrance envoie un message au cerveau afin qu'il sache qu'une pensée ou une émotion est en train de créer un problème sur le plan physique. Notre corps cherche de l'aide, il demande que nous changions immédiatement ce qui cause le problème. Bien que ça puisse sembler étrange à dire, et vraiment difficile à croire, la douleur est le plus grand bienfaiteur du cerveau. Non seulement elle nous indique les pensées et les émotions qui sont fautives, mais aussi les zones du corps où nous les logeons. Si nous prenons le temps d'écouter, elle nous dira même ce que nous devons faire pour changer. Et l'avertissement est généralement le suivant : nous devons modifier une croyance. Ce n'est pas une tâche aisée parce que le conditionnement nous a enseigné à nous agripper fermement à nos croyances. Elles représentent les pensées que nous considérons comme vraies.

Quand les pensées deviennent des croyances

Les croyances se forment lorsque les pensées deviennent figées à la fois dans la mémoire et dans le comportement. En anglais, le mot croyance se traduit par « belief ». Si nous retirons le *be* et le *f* du mot *belief*, nous trouvons le mot *lie* (mensonge), ce qui est exactement ce qu'un groupe de pensées devient, après avoir été soigneusement archivé comme souvenir et emmagasiné dans le cerveau en tant que vérité. Les croyances sont des pensées spécialisées chargées d'observations et d'attentes qui sont devenues inflexibles avec le temps. Elles nous incitent à être routiniers, à demeurer dans notre zone de confort et à conserver nos habitudes.

À cause de leur rigidité, le cerveau considère les croyances comme factuelles et réelles — mais elles ne le sont pas. Elles sont illusoires. Toutefois, elles ont une telle emprise sur nous que nous leur permettons de créer des limitations mentales qui restreignent notre pensée. En fait, elles se concentrent toujours sur un comportement spécifique — une invention de notre conditionnement pour nous rappeler comment penser et agir. Elles sont comme des magiciens qui nous amènent de façon créative à croire à une fausseté. Elles disent au cerveau de tirer des lapins d'un chapeau, même si le chapeau n'est pas réel.

Avant que les pensées ne soient transmutées en croyances, elles répondent à un objectif important. En premier lieu, elles fournissent les données, avec leurs charges émotionnelles, dont le cerveau a besoin pour faire des associations et établir des liens. Elles aident le cerveau à catégoriser les expériences et à discerner les significations. Elles reflètent les données que nous avons apprises de situations spécifiques, et font appel à ces données lorsque nous revivons les mêmes situations par la suite. Elles ne laissent passer que l'information la plus sûre, la plus fiable et la plus prévisible, de sorte que les bonnes connexions s'établissent — connexions qui garantissent notre survie et qui offrent les meilleures chances pour que nos souhaits se réalisent. Cependant, une fois que ces pensées ont été transmutées en croyances, elles sont perçues comme les maîtres de notre pensée. C'est là que réside le problème.

Abandonner nos croyances n'est pas facile, parce que le cerveau a pris l'habitude de se fier à elles. Par conséquent, il continue à s'y agripper comme à un bien précieux. Nous sommes sur le pilote automatique, nous acceptons la vie telle qu'elle est par habitude plutôt qu'en étant conscients et responsables de nos pensées, de nos paroles et de nos actions. Nous agissons comme si nous n'étions même pas conscients de nos croyances, ou comme si nous les avions oubliées.

Lorsque nous décidons de changer, notre premier défi consiste à passer en revue nos dossiers, puis à retirer le bon. Une fois que nous l'avons trouvé, nous devons consacrer un certain temps sur les plans mental et émotionnel à l'évaluation, l'exploration et la reconnaissance du comportement qui lui est associé. Alors nous sommes prêts à passer à l'action.

Toutefois, étant donné que la transformation n'est ni facile ni confortable, et parce qu'une identité inexprimée se rattache à nos croyances, la tâche nous décourage sur le plan émotionnel. Nos croyances nous aident à ressembler à tout un chacun et nous permettent de nous fondre dans la masse. Elles créent de fausses figures qui influencent la façon dont les autres nous perçoivent et interagissent avec nous. Elles découragent la pensée et rendent l'esprit paresseux, de sorte qu'il préfère demeurer dans le connu et suivre le chemin de la moindre résistance. Ce faisant, nous demeurons prévisibles et malléables dans nos comportements, ce qui décourage le changement et la création de pensées différentes.

Comment découvrir les croyances responsables des limitations mentales contre lesquelles nous nous débattons tous les jours — les mêmes qui nous font sentir que nous nous sommes compromis et qui nous amènent à croire que nous avons des lacunes, que nous sommes des personnes inadéquates, ou pire encore, repoussantes ? Nous utilisons nos émotions. Nous explorons nos peurs, parce qu'elles créent des pensées désagréables et suscitent les plus fortes réactions. C'est par elles que nous identifions les attentes associées à nos croyances et découvrons jusqu'à quel point nous nous sommes compromis. Les croyances ne sont pas réelles — mais les émotions, elles, le sont bel et bien.

∽ ✳ ∽

CHAPITRE 7

Les émotions :
notre baromètre interne

La prochaine étape du processus visant à comprendre pourquoi nous tombons malades nous amène à étudier plus en profondeur les émotions et l'importance de leur rôle au niveau du système immunitaire. Les émotions sont de puissantes réactions mentales ou instinctives à une pensée ou un événement. Ces réactions peuvent être psychiques ou physiques et sont vécues subjectivement comme une appréhension profonde ou des changements sur le plan physiologique qui préparent le corps à une action énergique immédiate, une agitation des passions, ou tout autres réactions intenses telles que la joie, la tristesse, la haine ou la colère.

Les émotions sont des sursauts d'énergie destinés à mobiliser notre attention et à nous pousser à l'action. Elles sont liées aux pensées, ce qui permet au cerveau d'établir rapidement et efficacement des associations et connexions avec nos souvenirs et nos croyances. Ce sont elles qui donnent de la force et de la persistance à nos pensées et les rendent prévisibles. Elles nous aident à donner un sens à tout ce que nous faisons. Les émotions surveillent nos pensées, elles les contrôlent et les régulent constamment, afin de nous empêcher de sombrer dans des cogitations autodestructrices ou d'adopter un comportement nuisible. Elles nous préviennent lorsque nos pensées nous trahissent et nous amènent à compromettre notre véritable nature ; et à l'inverse, quand nos pensées favorisent notre épanouissement et nous permettent de vivre des expériences enrichissantes, elles nous le font aussi savoir.

Étymologiquement, le terme émotion dérive de *émouvoir*, signifiant : «ce qui donne expression à» — ce que nous sommes censés faire quand nous éprouvons ces sensations. Nous utilisons nos émotions pour exprimer ce que nous ressentons dans une situation particulière; et, lorsque certaines personnes vont trop loin, nous leur indiquons les limites à ne pas franchir en leur faisant savoir qu'elles ont heurté nos sentiments Nous n'avons pas à refouler ou cacher nos émotions, même si notre conditionnement nous encourage à le faire. Il faut également se garder de les enfouir profondément en nous, de les laisser couver et se renforcer jusqu'au jour où se produira un effondrement sur le plan émotionnel — ou pire encore, physique. Décourager l'expression de nos émotions c'est manquer sérieusement de vision, car il y a des moments dans la vie où la logique ne suffit pas; celle-ci s'avère parfois incapable de nous indiquer quoi faire, de nous guider, par exemple, dans des situations très difficiles qui exigent une action rapide et instinctive. Dans ce genre de situation, la valeur de nos émotions est inestimable, car celles-ci nous poussent instantanément à l'action et nous indiquent un chemin qui nous a été bien utile par le passé. Dans un moment décisif, ce sont les émotions qui nous sauvent la vie, et non la logique.

Sentiments et émotions ne sont pas identiques

Même si les termes *sentiments* et *émotions* sont utilisés comme synonymes, ils n'ont pas exactement le même sens, et ils n'affectent pas l'organisme humain de la même façon.

Les sentiments

Les sentiments sont simplement des pensées auxquelles aucune étiquette émotionnelle n'est accolée. Ils se bornent à véhiculer de l'information pure et simple. Quand nous les partageons avec d'autres, nous transmettons de façon impartiale des informations auxquelles nous ne sommes pas attachés; nous n'essayons donc pas de convaincre les gens de quoi que ce soit. Nous n'utilisons pas la colère ou la culpa-bilité pour les manipuler et les amener à agir en croyant qu'il y va de leur intérêt (même si ce n'est pas le cas). Les sentiments sont l'expres-sion de nos apprentissages, de nos expériences, de notre savoir ins-tinctif et le reflet de nos opinions.

À l'instar d'une boussole, les sentiments nous disent où nous sommes. Ils ne nous indiquent pas ce qui est bon ou mauvais et ne nous disent pas comment nous devons agir dans l'avenir. Ils fournis-sent au cerveau l'information dont il a besoin pour comprendre les situations et identifier les problèmes qui pourraient en résulter. Les sentiments sont des catalyseurs qui aident le cerveau à faire le tri dans la masse d'informations reçues afin que ce dernier puisse dis-cerner ce qui est viable et digne de confiance. Ils fonctionnent comme des récepteurs impartiaux en récupérant les données recueillies par les sens physiques, puis en les vérifiant par recoupement avec l'intui-tion. Nous pouvons ainsi comprendre ce qui arrive dans notre monde intérieur et extérieur en ayant une perspective holistique.

Comme les sentiments sont dépourvus de charges émotionnelles et d'attentes comme celles qui sont associées aux émotions, aucune implication psychologique profonde ne leur est attachée. Ils n'ont pas besoin de soutenir des vieux schémas de pensée ou de perpétuer des croyances. Ils se bornent à élaborer des images mentales, et ils nous donnent une idée de la façon dont nous percevons et ressentons nos expériences. Ils donnent un aperçu du contenu de notre «coffre psycho-logique» : nos pensées, émotions, attitudes, perceptions, histoires et croyances. Et comme ils ne font pas partie de ces contenus, ils n'affec-tent pas l'équilibre chimique du corps, et ne contribuent pas non plus à la genèse de la maladie.

Les émotions

Les émotions, en revanche, sont des pensées accompagnées de jugements. Le fait d'adjoindre à la pensée une évaluation a pour effet de l'investir d'une charge émotionnelle. Elles aident ainsi le cerveau à discerner les bonnes pensées des mauvaises et à déterminer si un comportement est acceptable. Les émotions sont notre baromètre intérieur et le véhicule que notre âme utilise pour nous aider à éva-luer la qualité de nos idées. Elles nous montrent comment notre vécu nous affecte intérieurement ; lorsqu'un changement s'avère néces-saire, elles nous le font savoir ; elles nous aident à déterminer si nous sommes aux commandes ou si une autre personne mène notre barque. Elles déclenchent instantanément une réaction en chaîne de nature chimique qui nous prévient que quelque chose se passe et que nous devons y prêter attention. Cette modification sur le plan chimique peut être ressentie comme du stress ; elle peut aussi déclencher la réaction de « lutte ou de fuite ».

Du point de vue psychologique, les émotions sont destinées à aider le cerveau dans son processus de prise de décision. Si des émo-tions négatives sont attachées aux pensées, nous allons à coup sûr nous en tenir à des décisions familières et sécuritaires. Nous évite-rons les choix susceptibles d'engendrer des conflits, de sorte que nous n'aurons pas à revivre la souffrance et l'inconfort qui les accompa-gnent. En général, les pensées qui sont investies des charges émotion-nelles négatives les plus fortes attirent le plus notre attention parce qu'elles nous distraient. Nous essayons habituellement de les éviter le plus possible. Ainsi, au lieu d'effectuer un changement nécessaire, nous balayons souvent sous le tapis le problème et prétendons qu'il n'existe pas — c'est dans la nature humaine, disons-nous.

Or, le fait de supprimer des émotions déplaisantes n'est pas bon pour le corps ou l'esprit, car ce faisant, nous nous plaçons en état de lutte ou de fuite, et déclenchons une réaction chimique en chaîne qui entrave le fonctionnement normal de l'organisme. Chaque fois que cela se produit, nous sommes inondés par une grande quantité d'hormones ; résultat : nous avons du mal à récupérer et la correction du déséquilibre nous prend plus de temps. Sur le plan mental, le fait de dissimuler des émotions déplaisantes inhibe la capacité du cer-veau à faire des associations et des connexions et nous rend incapa-bles de penser clairement. Cela permet en même temps aux émotions négatives de se renforcer rapidement jusqu'à ce que nous nous deve-nions inquiets, préoccupés et en colère.

Chaque fois que nous nous retrouvons dans une telle situation, nous constatons que nous sommes devenus les otages de nos vieilles croyances. Nous affirmons sur un ton plaintif que nous en avons assez de ces mêmes vieilles montagnes russes émotionnelles et nous prenons des engagements que nous ne pouvons honorer. Nous jurons, par exemple, de ne plus jamais nous impliquer dans une situation ou une interrelation susceptible de ramener à la surface ces émotions négatives. L'impact de tels scénarios sur notre pensée devient visible lorsqu'une personne nous fait part d'une idée susceptible de solutionner le problème dont nous nous plaignons. Plutôt que d'être réceptifs et ouverts, nous sommes incités par nos vieux schémas émotionnels à nier et à rejeter aussitôt le concept sous prétexte qu'il est irréaliste et irréalisable ; et nous imaginons les multiples obstacles qui pourraient rendre cette idée inopérante. Avec pour résultat que nous sommes toujours aux prises avec notre problème ; nous reproduisons le même vieux comportement, limités par nos croyances négatives.

Par ailleurs, si nous consentions à ajouter une charge émotionnelle positive à une pensée, nous aurions le goût de la développer et de l'étoffer, de sorte que nous pourrions agir sur elle. Sur le plan mental, cela se manifesterait par une diminution de l'activité dans la zone cérébrale générant les émotions négatives. Ce ralentissement réprimerait l'anxiété et l'agitation des pensées ; le cerveau pourrait alors s'ouvrir à de nouvelles idées et il serait prêt à relever de nouveaux défis. Notre entrain et notre enthousiasme augmenteraient. Sur le plan physique, cette énergie ne provoquerait que de minimes changements physiologiques dans notre chimie, ce qui permettrait à notre corps de se remettre plus rapidement de l'excitation biologique ressentie. Nous nous sentirions énergisés, revitalisés et prêts à faire tout ce qu'il faut pour aller là où nous voulons nous rendre. Avec l'ajout de charges émotionnelles positives à nos pensées, nos chances de réaliser ce que nous désirons sont bien meilleures.

Les émotions constituent le premier langage instinctif utilisé par les enfants pour exprimer leurs besoins, leurs volontés et leurs désirs. Nous apprenons à interagir avec d'autres personnes et découvrons quels comportements sont acceptables. Nous apprenons aussi à manipuler les gens afin qu'ils répondent à nos besoins. Nous utilisons les émotions pour attirer l'attention, nous faire entendre et exprimer ce que nous ressentons intérieurement. La plus grande partie du langage émotionnel que nous adoptons reflète ce que nous avons vu, appris ou expérimenté dans l'enfance, ainsi que l'influence que les autres ont exercée sur nous.

Quand nos réactions nous permettent d'obtenir les réponses que nous désirons, nous les gravons, ainsi que les réponses obtenues, sous forme d'énergie et d'émotions dans les blocs de mémoire du mental et dans les cellules du corps. Plus tard, au cours de notre vie, quand surviendra une situation nécessitant une réponse spécifique, nous irons consulter ces archives afin de savoir comment agir et réagir.

D'où viennent les émotions ?

En fait, il y a trois différentes réponses à cette question — l'esprit, le corps ou l'âme — tout dépend à qui l'on s'adresse.

Elles viennent de l'esprit

Si nous posions la question à des neurologues, ils nous répondraient que les émotions naissent dans le cerveau, dans lequel on retrouve des zones spécifiques responsables de la peur et des émotions négatives (les amygdales) et d'autres zones reliées à l'amour et aux émotions positives (le noyau accumbens). Ils nous diraient aussi que le siège des émotions se situe dans le mécanisme du cerveau limbique ou émotionnel et implique une interaction biochimique entre le thalamus, les amygdales, le noyau accumbens et l'hippocampe. Ils nous expliqueraient que les émotions sont déclenchées par des entrées de données externes transitant par les sens physiques — principalement la vue et l'ouïe — et que ce sont ces signaux qui, envoyés au thalamus, mettent en branle la chaîne émotionnelle des événements.

Le thalamus entre en action dès qu'il reçoit ces données externes — il analyse, évalue et convertit ces données en messages chimiques qui vont permettre au cerveau de choisir l'action appropriée. À cette étape du processus où nous gérons des sentiments, l'information n'est pas encore biaisée. Si, après évaluation, le thalamus juge que le contenu présente un risque potentiel pour notre bien-être, il relaiera le message aux amygdales en vue d'une action immédiate. En revanche, s'il juge qu'une réaction émotionnelle n'est pas nécessaire, il enverra le message au néocortex (la partie pensante du cerveau) pour une analyse plus approfondie.

Les amygdales sont le siège de la peur et des émotions négatives. Elles jouent le rôle de sentinelle émotionnelle en répondant ou réagissant à l'information qu'elle reçoit. Il y a deux amygdales dans le cerveau humain, une de chaque côté, et ces deux amas de cellules de la taille d'une amande ont la responsabilité de veiller à notre survie. Aussi, dès qu'elles reçoivent un signal du thalamus indiquant qu'un élément quelconque menace cette survie, elles envoient un message chimique instantané signalant le problème. Les surrénales entrent alors en action et sécrètent des hormones qui demandent à tout l'organisme de se tenir prêt. En même temps que le message est envoyé aux surrénales, les amygdales alertent le reste du cerveau et vérifient auprès de l'hippocampe s'il n'y aurait pas d'autres informations pertinentes dont il devrait tenir compte.

L'hippocampe est considéré comme la porte d'entrée de la mémoire; elle établit un pont entre la pensée et le souvenir. C'est là que nous stockons nos croyances, nos perceptions et nos histoires. Toutefois, l'information enregistrée ici est différente de celle qui est logée dans les amygdales. L'hippocampe se souvient des faits et fournit certains détails associés aux expériences passées, tandis que les amygdales gèrent les perceptions émotionnelles accompagnant les faits. La fonction principale de l'hippocampe est de favoriser le travail des amygdales en enregistrant et en donnant un sens aux perceptions émotionnelles qu'elles reçoivent et en reliant ensuite ces perceptions à un comportement passé.

Le neurologue Joseph LeDoux du Centre des sciences neurologiques de l'Université de New York a décrit l'interaction entre l'hippocampe et les amygdales de façon expressive : « L'hippocampe joue un rôle crucial dans la reconnaissance d'un visage, celui de votre cousine, par exemple. Mais ce sont les amygdales qui ajoutent l'idée que vous ne l'aimez pas vraiment. »

Il y a néanmoins une autre interaction qui nous affecte émotionnellement : c'est celle qui a lieu entre l'hippocampe et le noyau accumbens, la zone du plaisir dans le cerveau. Pensez un moment à quelque chose qui vous rend heureux : le toucher d'une personne aimée, l'odeur du pain chaud qui vient de sortir du four, le rire d'un enfant ou un petit chiot qui vous lèche le visage. Tous ces éléments qui provoquent des réactions physiologiques, ne sont en rien comparables à celles que provoquent les amygdales. C'est que les souvenirs recensés par l'hippocampe autour de ces expériences ne sont pas déformés par des émotions négatives, et ne sont pas non plus dissimulés derrière de fausses croyances. Ils ne s'embarrassent pas de compromis ; ils sont vibrants d'amour. Par conséquent, nous pouvons nous rappeler ces souvenirs comme nous les avons d'abord vécus, un peu comme s'ils avaient eu lieu la veille.

Elles viennent du corps

Si nous demandions à des anatomistes d'où viennent les émotions, ils nous diraient que celles-ci sont viscérales, car nous les ressentons d'abord au niveau du ventre et ensuite dans nos muscles. Ils expliqueraient que ce sont les sensations corporelles provoquées par nos perceptions qui envoient des messages émotionnels au cerveau pour y être interprétés, associés et finalement connectés à la mémoire. Les anatomistes croient que les fonctionnements physique et mental sont inextricablement liés par un réseau de faisceaux nerveux bidirectionnels : chacun d'eux est capable d'affecter et de modifier les réponses ou réactions émotionnelles de l'autre.

Pour nous aider à mieux comprendre la chorégraphie qui se joue entre les deux niveaux, les anatomistes nous parleraient des muscles, lesquels sont responsables du mouvement, de l'intention derrière les émotions. Les muscles accomplissent un mouvement grâce à des séries d'impulsions sensorielles qui voyagent dans les troncs nerveux. Si nous devions dessiner une carte de ces troncs nerveux, nous découvririons que ceux-ci s'attachent à une colonne de tissu appelée moelle épinière. En remontant ensuite la moelle épinière jusqu'à la base du crâne, nous verrions que celle-ci entre dans le cerveau par un petit orifice. Les anatomistes croient que c'est ce réseau de nerfs attachés aux diverses zones du cerveau qui instruit cet organe sur la façon d'utiliser l'information recueillie par les sensations corporelles.

Les anatomistes nous rappelleraient également que tous les muscles et tous les organes — y compris le cœur et le foie — possèdent des troncs nerveux ; ils jouent donc aussi un rôle dans la transmission de l'information au cerveau via la moelle épinière.

Il semble que les muscles et les organes ont aussi la capacité de raviver les souvenirs des réactions émotionnelles que nous avons eues lors d'événements spécifiques. Par conséquent, lorsque nous vivons une expérience similaire et investie d'une charge émotionnelle familière, nous le ressentons dans des zones spécifiques de notre corps. Par exemple, nous pourrons ressentir une tension dans l'épaule droite chaque fois que nous nous croyons obligés de porter le poids du monde sur nos épaules ; ou encore, nous ressentirons peut-être un malaise à la mâchoire chaque fois que nous sommes impliqués dans une discussion dont un des éléments est litigieux.

Le corps sait et parle à travers les muscles. Ces derniers peuvent se figer, se contracter ou avoir des spasmes, comme s'ils voulaient prévenir le cerveau de l'existence d'une anomalie. Et bien que les anatomistes soient incapables de prouver que ces impulsions sensorielles transmises au cerveau via les nerfs sont en fait des émotions, ils peuvent montrer que ce dont ils parlent est à la source de notre façon de vivre les émotions. Pour appuyer leurs découvertes, ils utilisent des exemples qui montrent comment de fortes émotions négatives nous crispent le ventre, comment elles nous figent sur place lorsqu'un danger se présente, comment la colère modifie le fonctionnement du cœur, et comment l'amour ramollit les genoux et rend les mains moites.

Elles viennent de l'âme

Si nous demandions à des métaphysiciens d'où viennent les émotions, ils répondraient : « de l'âme ». Ils nous rappelleraient que l'âme est l'essence de ce que nous sommes et que l'on peut percevoir sa présence sous forme d'énergie dans chaque partie de notre être : dans le cerveau, les muscles, les organes, les glandes, ainsi que les millions de millions de cellules qui constituent le corps physique. Ils nous répéteraient ce que les physiciens quantiques ont toujours cru, à savoir que toute chose est d'abord constituée d'énergie et ensuite de matière.

Les métaphysiciens nous inviteraient à nous rappeler que les activités de l'âme animent le corps physique et nous permettent de vérifier si notre vie correspond à ce que nous sommes vraiment.

Ils expliqueraient comment les émotions constituent le baromètre interne utilisé par l'âme pour nous avertir lorsque nous nous engageons dans des pensées malsaines et vivons des expériences contraires à nos intérêts. Ils nous inciteraient à ne pas oublier la façon d'utiliser les émotions : plus forte est l'émotion négative et plus fort est le sentiment de compromettre notre véritable nature, ce qui nous incite fortement à changer. Plus l'émotion positive est forte et plus nous voyons clairement que nos pensées et notre style de vie sont en harmonie avec les intentions et les désirs de notre âme.

Pour appuyer leur argumentation et nous aider à nous rappeler ce système de feed-back instantané, ils nous demanderaient de repenser à une situation qui nous a rendus malheureux ou qui nous a vidés de notre énergie et nous a déprimés sur le plan émotionnel. Agissions-nous alors selon notre volonté ou répondions-nous à une obligation ? Tentions-nous de plaire aux autres pour ne pas les blesser ou pour ne pas créer de conflit ? Nous sentions-nous coincés ou pris au piège mentalement ? Puis, ils nous demanderaient de penser à un événement qui nous a rendus heureux — une activité qui nous plaisait, nous enthousiasmait et nous passionnait. N'est-il pas vrai que nous nous sentions mieux dans notre peau, que nous respirions la confiance en soi, et que nous nous sentions plein d'énergie ? Notre esprit n'était-il pas alors plus ouvert à la nouveauté ?

Considérant que nous sommes faits d'énergie, les métaphysiciens croient que les émotions sont ressenties partout dans le corps au même moment. Pour étayer leur croyance, ils nous donneraient une description de la réaction ou réponse émotionnelle : elle serait un peu comme une danse bioénergétique de l'âme, de l'esprit et du corps qui ne serait pas uniquement bidirectionnelle mais multidirectionnelle. Cela veut dire que toutes les parties du corps ressentent les émotions exactement de la même manière et au même moment. La seule différence réside dans la façon dont chacune d'elles exprime les émotions. L'esprit exprime les émotions chimiquement, le corps, électriquement et l'âme, énergétiquement.

Les métaphysiciens remettraient en question l'idée voulant que les souvenirs soient stockés uniquement dans l'esprit, car ils estiment qu'ils sont aussi entreposés dans chaque cellule du corps. Selon eux, quand se déclenche une alarme émotionnelle, les cellules qui contiennent cette mémoire émotionnelle entrent en activité. Le déclenchement de ce processus est en lien avec les activités des *pores neurohormonaux*. Ceux-ci sont stratégiquement disposés dans des sites spécifiques du corps et se trouvent juste sous la surface de la peau. Ils font partie du système vasculaire autonome et servent de récepteurs pour l'information chargée énergétiquement qui échappe à l'attention des cinq sens physiques à cause de sa nature vibratoire.

À l'intérieur de ces pores neurohormonaux se trouvent des neurotransmetteurs qui véhiculent l'information vers le cerveau et les autres parties du corps pour qu'elle soit interprétée, associée et connectée aux souvenirs entreposés. Une fois les données reçues, les parties du corps réagissent ou répondent en fonction de leurs propres besoins. Le cerveau relie les nouvelles données à ce qui a été recueilli par les cinq sens physiques. Les muscles, les organes et les glandes établissent un lien entre elles et les messages électrochimiques qu'ils reçoivent du cerveau. L'âme associe ces données sur un mode vibratoire par l'activité cellulaire.

Il est utile de se rappeler que nous sommes constamment bombardés d'informations, même si certaines sont indétectables pour nos sens physiques. Par conséquent, conscients ou pas de ce qui les a déclenchées, nous aurons certaines réactions émotionnelles jusqu'à un certain point, et nous apporterons des réponses sur ce plan. Les métaphysiciens relient ce phénomène à la loi de l'attraction magnétique : *Ce que nous pensons, nous l'attirons. Ce que nous attirons, nous le pensons.* Nous transmettons tous des pensées constamment, même si nous les avons oubliées depuis longtemps. Ces pensées, de par leur nature vibratoire, reviendront à la personne qui les a envoyées, investies de la même charge émotionnelle qu'au moment de leur première transmission. Elles seront reçues de façon à ce que le cerveau ne soit pas le premier à réagir ou à répondre à ces pensées ; elles seront recueillies à travers les pores neurohormonaux de sorte que les cellules, d'abord, le corps ensuite, et enfin le cerveau réagiront ou répondront.

Pour clore la discussion sur l'origine des émotions, les métaphysiciens nous rappelleraient que l'esprit peut être conditionné à éviter la gestion des émotions, et même à supprimer leur expression. Les cellules ne peuvent toutefois pas en faire autant, car l'âme utilise le corps comme outil de diagnostic pour nous permettre de comprendre où se logent les émotions et de quelle façon elles nous affectent. Ce faisant, le mental n'a d'autre choix que de s'engager dans un processus destiné à évaluer la qualité des pensées et à composer avec les charges émotionnelles dont elles sont investies. L'âme utilise les émotions pour nous donner un aperçu de ce qui se passe au plus profond de notre être.

Il n'existe que deux types d'émotions

En examinant les émotions, on a l'impression qu'il en existe une multitude. Or, il n'y en a effectivement que deux : *la peur et l'amour*. Néanmoins, ces deux émotions sont à la source de toutes les émotions apparentes qui nous habitent ou que nous exprimons; et nous allons découvrir leurs implications sous-jacentes. Nous découvrirons comment elles déterminent nos pensées, manipulent notre comportement, influent sur notre qualité de vie et exercent un contrôle sur notre santé. Comme les émotions se définissent par la façon dont elles nous affectent biologiquement et psychologiquement, il est facile de comprendre pourquoi il est si important de rester en contact avec elles, d'apprendre à composer avec elles et de les exprimer. Si nous acceptons de le faire, nous apprendrons à les utiliser de façon constructive afin de nous libérer de l'oppression mentale créée par nos histoires, nos croyances et nos perceptions.

La peur

Il y a deux définitions descriptives de la peur. Voici la première : de fausses appréhensions qui se réalisent effectivement. La seconde : une fausse évidence qui semble réelle. La clé de ces deux définitions réside dans le fait qu'elles révèlent l'origine de la peur — le conditionnement — et que celle-ci est provoquée par un élément extérieur.

Nous ne sommes pas nés avec la peur, même si notre cerveau possède déjà à la naissance un système d'alarme en lien avec la peur. Cette émotion constitue plutôt un legs dont nous héritons au cours de nos interactions avec les autres. Cela ne signifie pas que les gens cherchent à nous faire du tort, car la plupart d'entre eux essaient de nous aider à devenir meilleurs, à nous intégrer à notre structure sociale et familiale afin que nous soyons acceptés, estimés et aimés. Les gens essaient simplement de nous protéger. Ils nous contaminent pourtant sans le savoir en nous communiquant leur peur, car ils ne réalisent pas que les émotions sont contagieuses et se multiplient comme des virus. Ils ne comprennent pas que les peurs d'une personne peuvent se communiquer à une autre et que ces terreurs restent latentes dans le cerveau et le corps jusqu'au moment où une expérience appropriée les ramènera à la surface. Ils ne se doutent pas que leurs angoisses se transforment au moment où les personnes qui les reçoivent y ajoutent leurs propres charges émotionnelles, et ils mesurent mal l'étendue de leur influence sur la vie ou la santé des autres. S'ils avaient conscience de tout cela, ils seraient moins prompts à partager leurs peurs avec ceux qu'ils aiment et dont ils se soucient.

La peur est la source de toutes les réponses négatives : *colère, rage, furie, terreur, anxiété, ressentiment, courroux, exaspération, indignation, animosité, irritabilité, haine, déni, chagrin, appréhension, nervosité, inquiétude, souci, doute, effroi, frayeur, trahison, apathie, intimidation, rejet, critique, frustration, honte, souffrance* et *tristesse*. Ces réponses sont à l'origine des phobies, des crises de panique, de la névrose post-traumatique, et des troubles obsessionnels compulsifs.

La peur a ceci de problématique qu'elle crée un faux sentiment de sécurité et de protection qui nous limite sur le plan mental et nous empêche de nous engager pleinement dans la vie. La peur nous pousse à nous tenir sur nos gardes, elle nous rend anxieux et nous incite à rester sur la défensive. Elle engendre la suspicion ou le doute de sorte que nous n'avons plus confiance en personne, et pas même en nous. Elle nourrit l'envie, la jalousie, le sentiment d'impuissance, la déception, le pessimisme et le désespoir. Elle maintient la séparation et encourage l'isolement. Responsable de nos réactions primaires, elle nous incite à nous en prendre violemment aux autres, à nous montrer blessants dans nos paroles et nos gestes. La peur est à la source des blessures et des souffrances émotionnelles, et c'est elle qui se cache derrière le comportement de victime.

L'amour

L'amour, en revanche, nous relie à nos émotions d'une façon positive de sorte que nous pouvons leur faire jouer le rôle qui leur convient vraiment : celui de catalyseurs de changement. La présence de l'amour créée un sentiment de paix intérieure qui nous permet de devenir l'observateur silencieux de nos pensées, de nos expressions émotionnelles et de notre comportement. L'amour rend notre vie plus stable et prévisible et dissipe nos peurs. Il nous procure la force émotionnelle et le courage nécessaires pour affronter et surmonter nos frayeurs. Il nous pousse à chercher dans la vie ce que nous désirons plutôt que d'entretenir la croyance que nous ne méritons pas d'obtenir ce que nous désirons. À l'instar de l'âme, il considère la vie et toutes ses expériences comme des occasions d'apprendre, de grandir, de changer et d'évoluer sur le plan spirituel.

Quand nous aimons ce que nous sommes, nous nous sentons forts physiquement, nous avons confiance en nous et nous faisons preuve d'autonomie ; nous vivons une résilience personnelle qui nous permet de suivre le courant de la vie. Notre esprit est ouvert et réceptif aux nouvelles idées, et les pensées que nous émettons susciteront sur le plan vibratoire notre désir de découvrir de nouvelles possibilités et d'établir des relations humaines d'une qualité différente. Sur le plan mental, nous sommes mieux outillés pour composer avec les défis que l'existence nous propose et, comme l'a dit Dale Carnegie : «Nous sommes capables de convertir les citrons en limonade». L'énergie générée par l'amour de soi opère une transformation, elle nous permet de dépasser la perception que nous avons de nous-mêmes, une perception qui a été établie par nos peurs. Ainsi, nous avons plus de facilité à attirer ce que nous voulons plutôt que le contraire. Nous sommes également moins enclins à ressasser nos histoires et rechercher la sympathie des autres. L'amour libère notre cœur de sorte que nous pouvons bouger dans la vie avec grâce et assurance et nous ouvrir à l'affection des autres.

L'amour est à la source de toutes les émotions positives : *joie, béatitude, courage, espoir, acceptation, compassion, bonté, dévotion, bonheur, satisfaction, délice, gratification, indulgence, extase, contentement, soulagement, excitation, confiance, adoration, jouissance, intimité, ravissement* et *paix*. Il est à l'origine d'une attitude optimiste et d'une bonne santé.

L'amour et la peur ne peuvent occuper le même espace dans le cerveau ou le cœur. Aussi, à un certain moment au cours de notre vie, aurons-nous à choisir laquelle de ces émotions dirigera notre vie. Pour peu qu'on envisage ces émotions du point de vue des conséquences sur la santé, la décision devient évidente et simple.

Comment les émotions affectent la santé

En tant que praticienne de la médecine intuitive, j'ai rencontré des centaines de personnes qui devaient composer avec une maladie très grave et qui désiraient par-dessus tout se guérir elles-mêmes. Elles faisaient tout ce qu'elles pouvaient mais sans obtenir les résultats escomptés, car une pièce importante du puzzle n'était pas là. Ces gens ne comprenaient pas que chaque douleur ou symptôme constitue une façon pour l'âme d'utiliser le corps afin de découvrir quelles sortes d'émotions contrôlent leur pensée, leur vie et leur santé. Ils ne saisissaient pas que, dans le domaine de la maladie, les émotions règnent en maîtres ; celles-ci peuvent nous rendre si fragiles et craintifs au niveau émotionnel qu'elles finissent par exacerber le problème plutôt que de le régler. Plus important encore, ces gens ne percevaient pas les conséquences qu'avaient sur leur santé la peur et l'amour.

La peur et ses conséquences sur la santé

Personne n'est à l'abri de la peur, et pourtant, certains sont plus craintifs que d'autres. Les traits inhérents à la personnalité sont en grande partie responsables de cette situation ; ceux-ci exercent en effet une influence sur le niveau de tolérance que nous développons en ce qui concerne cette émotion, ainsi que sur notre façon de composer avec elle. Par exemple, certaines personnalités sont plus enclines à se faire du souci, ce qui nourrit constamment leur anxiété. Un autre type de personnalité évitera les inquiétudes et niera leur existence ; et pourtant les peurs se répandent insidieusement dans leur corps et créent de nouvelles inquiétudes. Puis, il y a ceux qui croient pouvoir tout dominer — même leurs peurs — par la seule compréhension ; ces gens triment dur, luttent et souffrent en cours de processus. Ces personnes considèrent que ces comportements constituent un chemin vers la liberté et un moyen de prouver aux autres et à eux-mêmes qu'ils essaient vraiment : ce qui constitue une peur en soi. Et enfin, il y a les gens qui sont tellement paralysés par leurs inquiétudes qu'ils laissent ces émotions prendre les commandes de leur vie. Ils ont peur de sortir après la tombée de la nuit, peur de perdre leur emploi, peur de manquer d'argent ou de temps, peur qu'un malheur ne leur arrive, peur de ne pas être aimés et peur même de tomber malades. Ces gens ne se rendent pas compte que la peur est une prédiction qui se réalise.

Il existe six peurs fondamentales avec lesquelles nous devons tous composer dans une certaine mesure :

1. La survie,
2. L'inconnu,
3. L'abandon,
4. La trahison,
5. Le rejet,
6. La mort.

Ces peurs ont ceci d'intéressant qu'elles sont à l'origine de la multitude d'autres craintes que nous développons. Par exemple : la peur du changement découle de la peur de l'inconnu ; la crainte de perdre de l'argent provient de la peur pour la survie ; la peur de la solitude prend racine dans les problèmes liés à l'abandon ; la crainte de tomber malade vient de la peur de mourir ; les problèmes de confiance sont reliés à la crainte d'être trahi, et ainsi de suite.

Il y a un autre aspect intéressant au sujet de ces six peurs : elles se manifestent dans des zones spécifiques de la colonne vertébrale et affectent certains troncs nerveux du corps et de la moelle épinière.

Cela signifie que le fait de vivre ces peurs — ce qui arrive ou arrivera à un moment ou l'autre — va affecter la santé et le bien-être de notre colonne et des zones corporelles qui leur sont associées. Nous allons devoir vivre avec des maux de dos et de tête chroniques causés par ces peurs, à moins que nous n'apprenions à nous libérer de leur emprise.

Sur le plan physique, la peur peut aussi se loger dans le cœur, les surrénales, les organes reproducteurs et la rate. L'anxiété générée par la peur amène le corps à relâcher de hauts niveaux de cortisone, un agent dont on sait qu'il interfère avec le fonctionnement du système immunitaire. Résultat : nous risquons davantage de contracter des infections virales et bactériennes ou d'être aux prises avec des problèmes tels que le cancer ; les maladies auto-immunes comme le SIDA, le lupus, la fibromyalgie, le syndrome de fatigue chronique et l'arthrite rhumatoïde ; l'asthme ; le diabète ; des problèmes digestifs ; des maladies dégénératives comme la sclérose en plaque et les problèmes squelettiques ; l'hypertension et les inflammations chroniques des parois des vaisseaux sanguins et des artères, lesquels accroissent les risques de maladie cardiaque. Sur le plan psychologique, la peur est à l'origine des phobies, des dépendances et des comportements obsessionnels-compulsifs ou passifs-agressifs. Elle contribue également au développement de la schizophrénie paranoïde.

La chose la plus importante à retenir à propos de cette émotion, c'est que le corps ne peut supporter ses effets indéfiniment. La simple anticipation de ce qui pourrait arriver suffit à déclencher les affects physiques de la peur ; et quand cela se produit, le corps s'affaiblit instantanément, il subit un stress et ressent de la souffrance émotionnelle. Une peur chronique mine la capacité du corps à fonctionner adéquatement ; une peur subite place le corps en état de lutte ou de fuite, et cette situation intense risque de court-circuiter et submerger le corps par une réaction chimique. Dans bien des cas, une telle situation peut provoquer une crise cardiaque ou faire littéralement mourir de peur le sujet. Le fond du problème c'est que nous serons bien obligés, un jour ou l'autre, d'affronter nos peurs sinon celles-ci feront payer un lourd tribu à notre organisme.

L'amour et ses conséquences sur la santé

L'amour nous offre les deux choses dont nous avons le plus besoin au moment d'affronter une maladie :

1.   Il incite le corps à secréter de l'ocytocine (la même substance chimique que celle qui est relâchée durant les rapports sexuels) ; il stimule la sécrétion d'hormones saines qui rendent le système immunitaire plus efficace et abaisse le taux de cortisol, ou hormone du stress.

2.   Il procure l'espoir, dont nous avons grand besoin, lorsque la peur de la maladie habite notre esprit et notre corps.

Sur le plan physique, l'amour déclenche des changements électromagnétiques spécifiques dans le corps qui stimulent la sécrétion d'endorphines et de neuropeptides, lesquels envoient au corps un message lui signifiant que tout va bien. Ces agents chimiques ont plusieurs effets physiques : ils renforcent les activités du système immunitaire, influencent le fonctionnement des organes et des glandes au niveau individuel, incitent les muscles à se détendre et indiquent aux surrénales d'abaisser leur production. En matière de guérison, l'amour a le même effet qu'une forte dose d'ibuprofène. Il restreint la circulation dans les récepteurs de la douleur et empêche ainsi le cerveau de faire une fixation sur la douleur. Ce répit permet à l'esprit de se concentrer sur autre chose, l'espoir, par exemple.

Sur le plan psychologique, l'espoir est un antidote extrêmement efficace à la peur. Il exerce une telle influence sur l'esprit et le corps que certaines personnes l'ont utilisé comme outil thérapeutique alors qu'elles étaient aux prises avec une maladie supposément en phase terminale. L'espoir est une émotion active, contrairement à la peur qui, elle, est passive. La peur paralyse le cerveau et crée un chaos chimique dans le corps, tandis que l'espoir mobilise les énergies du sujet et crée une sensation de paix intérieure. Il libère l'esprit qui peut alors examiner d'autres possibilités, et il déchaîne le combattant intérieur, un élément très important dans le processus de l'autoguérison.

L'espoir est un plan d'action, une attitude axée sur un objectif qui requiert un changement, de la discipline, et surtout un engagement. Il ne s'agit pas d'une «belle promesse», ni d'un vœu pieux ; il n'est pas non plus possible d'en recueillir tous les bienfaits si nous ne sommes pas vraiment enthousiastes ou si nous choisissons une approche cavalière. L'espoir exige que vivions imprégnés de son esprit et que nous gérions le mental de façon qu'il produise des pensées orientées vers le bien-être.

De plus en plus de médecins commencent à réaliser l'importance de l'espoir dans le processus de guérison, particulièrement en matière de cancer. J'ai travaillé avec un oncologue qui m'a raconté l'histoire d'une patiente pour qui les effets secondaires de la chimiothérapie étaient si douloureux à supporter qu'elle avait sérieusement envisagé d'interrompre ses traitements. Toutefois, comme elle en était au stade IV du cancer du sein, l'oncologue estimait que c'était une mauvaise idée. Il a plutôt suggéré de chercher d'autres façons d'aborder le processus thérapeutique, sans renoncer aux médicaments.

Il a effectué certaines recherches et découvert une nouvelle approche holistique qui paraissait efficace dans les cas de cancer du sein et qui favorisait également la diminution de certains effets secondaires liés à la chimiothérapie. À la patiente qui lui demandait ce qu'était ce nouveau traitement, il a répondu : «l'espoir». C'était exactement ce qu'elle avait besoin d'entendre, car elle n'avait pas ressenti cette émotion depuis longtemps.

Le médecin m'a dit que cette patiente recevait dix-sept médicaments différents en plus de la chimiothérapie, avant d'être soumise au nouveau traitement. Puis, en l'espace de trois mois, son cancer a connu une rémission et le nombre de médicaments qu'on lui faisait prendre a été ramené à deux. Quand je lui ai demandé ce qui avait changé selon lui, il a répondu : «l'espoir».

L'étape suivante dans le processus de guérison

Le fait de comprendre comment et pourquoi les émotions affectent notre santé est important si nous voulons nous guérir nousmêmes. Cependant, il y a un autre aspect des émotions dont il faut tenir compte : c'est le rôle qu'elles jouent dans le développement des attitudes car celles-ci sont à l'origine de nos croyances. Elles ont aussi un impact sur notre comportement : elles affectent l'image de soi, colorent notre perception du monde extérieur, influent sur nos modes d'interaction avec les autres, déterminent le choix de notre mode de vie, modèlent notre façon de percevoir la maladie, et exercent un contrôle sur la façon dont nous la traitons.

CHAPITRE 8

Ne jamais sous-estimer une attitude

Une attitude est un état d'être qui se caractérise avant tout par sa permanence. Elle représente des pensées, des opinions, des modèles comportementaux, des réactions émotionnelles et des perceptions qui se fixent dans le corps ou dans les souvenirs et vont soit décourager, soit favoriser les changements. Les attitudes forment un continuum entre la maladie et la santé. Ce continuum, pour peu qu'il soit positif, favorise le bien-être ; s'il est négatif, il sera un gage de mauvaise santé.

Pour désigner les attitudes, il existe de nombreux termes tels que *point de vue, approche, penchant, tendance, comportement* et *disposition*. Cependant, les deux termes qui décrivent le mieux cette réalité sont *l'humeur* et *l'inclination*. Le premier nous dit où nous nous situons sur le plan émotionnel, tandis que le second indique où nous en sommes sur le plan mental. L'humeur et l'inclination révèlent respectivement l'impact à court terme et l'impact à long terme de nos attitudes. Les deux attitudes offrent un aperçu de la façon dont nous nous percevons nous-mêmes et l'importance que nous accordons à notre contribution en ce monde.

Les attitudes sont davantage associées aux schémas de pensée, qui entretiennent nos émotions, qu'aux émotions elles-mêmes. Elles colorent notre perception du monde extérieur et modèlent la façon dont nous percevons notre intégration dans le monde. La charge émotionnelle qui leur est associée persiste dans l'esprit et le corps ; elle est difficile à changer, car les attitudes ont justement pour fonction de nous éviter d'avoir à revisiter sans cesse les mêmes expériences émotionnelles pénibles. Elles sont donc comme des marmites qui seraient toujours sur le point de déborder.

Les attitudes sont les chiens de garde de l'état mental; elles mettent en place un «tampon psychique» indispensable qui le protège contre l'incessant déluge des émotions. Elles sont avant tout influencées par nos réactions aux influences extérieures et généralement orientées vers ce qui est tangible : les objets, les gens, les situations, les expériences et les modes de vie. Si nos réactions sont bonnes, les attitudes que nous développons autour d'elles seront positives. À l'inverse, si nous réagissons vivement et de façon négative aux facteurs extérieurs, nous développerons des attitudes qui amplifieront ce feed-back, car nous le remanierons sans cesse.

Les attitudes sont les sous-produits de nos réactions émotionnelles; elles reflètent l'impact résiduel que celles-ci ont exercé sur nous, tant sur le plan physique que mental. Fondamentalement, les attitudes sont des émotions recyclées et en constante circulation qui imprègnent la pensée et le comportement, à un point tel qu'elles en viennent à orienter notre façon de vivre et, en bout de ligne, modifient notre pensée. Toutefois, contrairement aux émotions, les attitudes ne créent pas de changements chimiques instantanés dans l'organisme. Elles perpétuent simplement les changements chimiques déjà générés par les réactions émotionnelles et contribuent ainsi à les rendre permanents. Quand survient la maladie, nous assistons au recyclage incessant des scénarios négatifs qui vont finir par épuiser l'esprit et le corps et les vider de l'énergie vitale indispensable à leur bon fonctionnement. À long terme, de fausses croyances apparaissent, une légère appréhension ainsi qu'une certaine nervosité deviennent perceptibles dans nos humeurs et nos inclinations.

Les attitudes sont la résultante des comportements acquis. Ce sont des perceptions développées à partir d'expériences passées et des produits du conditionnement et des expériences vécues durant l'enfance. En fait, la plupart des attitudes acquises, avec lesquelles il nous faut composer à l'âge adulte, se sont formées durant l'enfance. Les attitudes ont ceci de problématique qu'elles amplifient nos premières expériences et exagèrent les charges émotionnelles qui leur sont associées, au point de les déformer, d'en amplifier la réalité et de rendre cette dernière plus significative qu'elle ne l'était à l'origine. C'est à ce moment qu'elles se muent en croyances.

Prenons l'exemple d'un enseignant qui dit à un petit garçon qu'il ne sera jamais bon en mathématique parce qu'il ne peut pas additionner ou soustraire. Au départ, la remarque peut sembler anodine jusqu'à ce que nous apprenions que le professeur l'a communiquée d'une voix forte et sur un ton sévère. Ajoutons à l'expérience la gêne et l'humiliation ressenties par l'enfant devant tous ses petits camarades de classe. Pour rendre l'incident encore plus dramatique, imaginons que le garçonnet ne veut pas rentrer à la maison et raconter la chose à ses parents parce qu'il a le sentiment qu'ils seront déçus — ou pire encore, qu'ils le puniront. Tous ces facteurs — qui s'ajoutent à l'incident et qui seront renforcés chaque fois que des enseignants ou, plus tard des patrons, élèveront la voix ou exprimeront leur déception face aux capacités du sujet — aident à comprendre comment celui-ci finira pas développer une attitude pessimiste et de fausses croyances face à ses capacités réelles. Ce genre d'attitude a ceci de malheureux que cela va limiter les opportunités dans la vie de cette personne en donnant du crédit à ces croyances.

S'il était possible de revenir en arrière et d'examiner comment les émotions et les attitudes affectent le corps de façon différente, il serait plus facile de comprendre la raison pour laquelle nous devons avant tout prendre garde aux attitudes. Car ce sont elles au fond qui érodent l'esprit et le corps. Pour ce qui est des émotions, la physiologie humaine est conçue de façon à gérer et amortir leurs impacts soudain. On trouve dans l'anatomie toutes sortes de systèmes éliminateurs comme, par exemple, la libération spontanée d'endorphines « rassurantes » dans le cerveau au moment où la réaction de lutte ou de fuite se déclenche. Ces éléments chimiques nous donnent l'envie subite de vider notre vessie ; ils modifient également notre respiration qui devient rapide et superficielle et produisent la sudation ; ce sont autant de façons pour le corps d'évacuer les hormones du stress par l'urine, le souffle ou les pores de la peau.

Toutefois, le corps n'est pas conçu pour gérer ou compenser le stress mental chronique et la détresse émotionnelle générés par les attitudes. Il sera incapable de désamorcer les attitudes en utilisant les systèmes de défense innés qui réagissent devant les menaces soudaines, car ceux-ci ne savent pas gérer les pensées ou les processus d'association et de connexion. Cela signifie que les attitudes sont les instigatrices de la maladie, de la détérioration de la santé physique et de l'affaiblissement du système immunitaire. Ce sont elles, et non pas les émotions, qui sont à l'origine du déclenchement de la maladie. Les émotions ne constituent un facteur que dans la mesure où elles sont ignorées ou à la source d'attitudes qui évacuent de l'existence le plaisir, la joie et la passion. À moins d'envisager une lobotomie, la seule façon de se débarrasser des attitudes consiste à les changer. Ce faisant, nous transformons non seulement notre état mental, mais aussi notre état physique.

Les attitudes les plus courantes, susceptibles d'exercer un impact négatif sur notre santé physique et notre bien-être général, sont les attitudes *dépressives, mélancoliques, empreintes de ressentiment, d'hostilité, de frustration, d'agressivité, de déception, d'irritation, de blâme, d'obsession, de narcissisme, de honte, d'inquiétude, de désespoir, de dégoût, de vengeance, de paranoïa, d'impuissance, d'indifférence, de tristesse, d'un sentiment d'indignité et de pessimisme.*

Les attitudes les plus courantes et qui exercent un impact positif traduisent : *l'enthousiasme,* la *curiosité, l'amitié, l'humour, l'espoir,* la *gaieté,* la *joie, l'enjouement,* la *tolérance,* la *passion,* la *hardiesse et l'optimisme.*

Il n'y a que deux sortes d'attitudes

Robert Burton a écrit au début du XVIe siècle un livre intitulé *The Anatomy of Melancholy.* À l'époque, son livre n'a pas eu un grand écho, et sa théorie n'a pas non plus été acceptée par ses collègues. Il avançait l'idée que ce ne sont pas les émotions, mais les attitudes qui causent la maladie. Burton croyait que l'abandon d'une mauvaise attitude améliorait le fonctionnement du corps et permettait d'agir efficacement sur les causes profondes dissimulées derrière la maladie. Il affirmait qu'il existait seulement deux genres d'attitudes : celles qui rendent heureux et celles qui rendent malades.

Une attitude optimiste

Une attitude optimiste nous rend heureux et contribue grandement à ce que notre vie et notre santé correspondent à nos désirs. Les gens optimistes croient généralement qu'il ne peut leur arriver que de bonnes choses. Ils considèrent les autres comme fondamentalement bons et affichent une grande tolérance envers leurs semblables. Ils estiment que chaque jour est une nouvelle aventure, que l'avenir s'annonce radieux et que les choses iront bien pour eux. Les optimistes croient que la vie n'est pas un coup du hasard et qu'il est possible de la rendre conforme à ses désirs. Ils sont actifs et, plutôt que de rester assis à se lamenter sur les horreurs de ce monde et sur le fait que tout va mal, ils utilisent leur temps efficacement. La personne qui adopte une telle attitude ne s'apitoie jamais sur elle-même.

Les optimistes minimisent l'importance de leurs lacunes et se concentrent sur leurs forces. Ils recherchent le rayon de lumière derrière chaque nuage sombre. Ils sont heureux et joyeux, tout en restant réalistes quant à leurs capacités. Par conséquent, ils recherchent les situations qui leur permettront d'être satisfaits d'eux-mêmes et de leurs accomplissements. Ils sont ouverts au changement et se concentrent sur les solutions plutôt que les problèmes. Ils font face aux défis et ils ont le sentiment de maîtriser leur vie.

Les optimistes n'acceptent pas aveuglément les opinions des autres, particulièrement quand il s'agit d'un diagnostic. Ils font leurs propres recherches afin de trouver leurs propres réponses. Même quand les nouvelles sont mauvaises, ils croient que toute situation possède un aspect lumineux et qu'un élément positif en émergera sûrement. Les gens qui adoptent cette attitude :

- Pratiquent une forme de gestion mentale afin d'entretenir des pensées positives.

- Savent présenter les choses sous un jour favorable.

- Évitent de blâmer les autres pour ce qui leur arrive.

- S'attendent à ce que les événements leur soient favorables.

- Ont le sentiment de maîtriser leur vie.

- N'ont pas une vision des choses pessimistes ou défaitistes.

- S'impliquent activement dans leur vie et le font sous le signe de la joie.

- Affichent une saine estime de soi.

- Ne démissionnent pas quand les choses deviennent difficiles.

Une attitude pessimiste

Une attitude pessimiste rend malade. Les gens qui affichent une telle disposition d'esprit sont facilement reconnaissables dans la foule. Ce sont des gens agités qui recherchent la confrontation et ont l'injure facile. Ils pensent que les autres et la vie en général sont responsables de tous leurs malheurs. Leur attention se concentre sur les problèmes plutôt que les solutions, et ils s'empressent d'écarter les solutions qu'on leur propose sous prétexte qu'elles sont irréalistes. Confrontés à un problème, les pessimistes n'essaient même pas de le régler. Ils se contentent de l'accepter et de composer avec lui. Instables sur le plan émotionnel, ils se mettent facilement en rogne, se tiennent sur la défensive et appréhendent toujours le pire. Une telle attitude les porte à croire que les autres cherchent constamment à les berner ou à profiter d'eux et qu'ils le feront certainement si l'occasion se présente.

Lorsqu'ils sont malades, les pessimistes confient à d'autres personnes la direction du processus thérapeutique. Ils ont donc de grandes attentes face à leur praticien et éprouvent frustration et colère quand celles-ci ne sont pas comblées. Au moment du diagnostic, ces gens acceptent les verdicts sans poser de questions et croient tout ce qu'on leur dit. Ils sautent vite aux conclusions et se disent encore plus malades qu'ils le sont afin d'attirer la sympathie ou l'attention.

Les pessimistes voient l'existence comme une série d'ennuis. Ils préfèrent s'en remettre à d'autres personnes plutôt que de prendre des initiatives et de s'aider eux-mêmes. Agir pour son propre compte afin de se sentir mieux nécessiterait trop d'efforts, semble-t-il — il est plus facile de prendre des pilules que de changer d'attitude. De leur point de vue, tout va de travers ou rien ne fonctionne, et les autres en sont responsables — donc c'est à eux qu'incombe la responsabilité de régler les problèmes. Les pessimistes ont tendance à généraliser à outrance leur maladie et à s'identifier à leurs problèmes. Quoi qu'ils fassent, cela ne semble jamais assez bien à leurs yeux ; ils présument que tout le monde veut les piéger et que le cours des choses ne leur sera jamais favorable. Pourquoi devrait-il en être autrement ? C'est ce qui est arrivé dans le passé, et ce n'est pas aujourd'hui que ça va changer. Les gens cantonnés dans une attitude pessimiste :

- Ne pensent qu'à eux et ne s'intéressent qu'à leurs propres besoins.

- Adoptent un mode de pensée axé sur « tout ou rien ».

- Étiquettent les gens et sont prompts à juger.

- Se concentrent sur le négatif et ignorent le positif.

- Personnalisent tout et se concentrent sur leurs blessures émotionnelles.

- Ont une piètre estime de soi.

- Sautent vite aux conclusions et sont étroits d'esprit.

- Pensent avoir toutes les réponses et sont prompts à pointer les erreurs d'autrui.

- Blâment les étrangers, le gouvernement, leur famille, leurs collègues de travail et les circonstances en général pour tous leurs problèmes.

- N'assument aucune responsabilité pour ce qu'ils sont, ou pour leur façon d'être

Comment les attitudes affectent la santé

Dans l'analyse du comportement humain, c'est en observant la santé d'un individu et la façon dont il compose avec la maladie que nous voyons le plus clairement son attitude, car en cette matière, les attitudes ne mentent jamais. Il est toujours possible de faire contre mauvaise fortune bon cœur ou de faire preuve de courage lorsqu'il le faut, mais si notre attitude ne coïncide pas avec notre comportement, cela se manifeste dans notre corps. En fait, la perception que nous avons de nous-mêmes et de notre vie exerce une si forte influence sur notre santé que les médecins peuvent deviner quelles personnes ont les plus fortes prédispositions à la maladie en examinant simplement leurs attitudes.

Les attitudes sont le fardeau le plus lourd que le corps ait à porter, car elles maintiennent un déséquilibre chimique en nous et sont une source de tension entre l'esprit, le corps et l'âme. Ce déséquilibre se manifeste dans les muscles, les organes, les glandes, le corps énergétique et peut même amener le système immunitaire à se retourner contre lui-même, rendant ainsi le corps vulnérable aux infections et aux maladies chroniques.

La santé et l'attitude pessimiste

Les attitudes pessimistes agissent exactement comme le stress dans l'organisme, sauf qu'elles ne s'atténuent pas avec le temps comme ce dernier. Elles nous tiennent dans un état d'agitation constante, assombrissent nos pensées et agitent le moi physique. Cette raideur dans les attitudes provoque des maux de tête ou de dents, des problèmes dans le bas du dos, des douleurs chroniques et de l'hypertension artérielle. Si on persiste à les ignorer, ces problèmes peuvent se transformer en diabète, troubles du système immunitaire et même en cancer. Une étude menée par une grande université a montré que, non seulement les gens qui adoptaient une attitude pessimiste attrapaient plus souvent la grippe, mais que celle-ci durait plus longtemps et que ses symptômes étaient plus graves. L'étude concluait que les pessimistes tombaient plus souvent malades, parce qu'ils appréhendaient la maladie et ne prenaient pas soin d'eux-mêmes.

C'est dans le système gastro-intestinal que se manifeste le plus souvent l'attitude pessimiste. Entre autres problèmes de santé courants, on observe les ulcères gastriques, les hernies hiatales et les reflux gastro-œsophagiens. Pour ce qui est de l'ulcère gastrique — un problème à la source de l'irritation et de la perforation de la paroi stomacale et de la partie supérieure de l'intestin grêle — on a découvert que l'attitude négative contribuait de façon significative à l'augmentation de la quantité d'acide sécrétée. Si on interprète le phénomène en termes psychologiques, on peut dire que le pessimisme donne naissance à des pensées amères qui entraînent une vision caustique de l'existence. Cela se manifeste dans le corps par une détérioration de la paroi stomacale.

Cependant, une autre raison explique pourquoi cette région du corps en particulier risque d'être affectée par une attitude pessimiste : c'est qu'elle est associée aux instincts, au pouvoir personnel et à la confiance en soi ; or tous ces aspects sont affectés négativement par une telle attitude. Les gens sujets aux problèmes gastro-intestinaux sont enclins à éprouver un sentiment de frustration chronique ; en outre, ils ont le sentiment de ne pas obtenir le soutien nécessaire pour s'aider eux-mêmes. Ils manquent de confiance et craignent d'être trahis ; ce commentaire revient souvent dans leur bouche à propos des médecins, des soignants ou du personnel hospitalier qu'ils accusent de les avoir abandonnés. Les pessimistes sont aussi aux prises avec des problèmes liés à l'anxiété et ils luttent contre la dépression. Psychologiquement parlant, ils n'ont plus confiance en eux.

De nombreuses recherches ont montré que l'attitude pessimiste affecte la santé en contribuant au développement de la maladie et en raccourcissant l'espérance de vie. Plus important encore, et toujours selon ces études, si une personne s'attend à ce qu'un événement malheureux se produise, en général, ce dernier se produit.

La santé et l'attitude optimiste

Comme les attitudes sont des comportements acquis, nous pouvons transformer notre pessimisme en optimisme si nous prenons la décision de le faire ; la maladie peut constituer une excellente source de motivation qui viendra renforcer cette décision. Des preuves scientifiques de plus en plus nombreuses montrent que le fait d'être positif favorise non seulement la santé, mais peut aussi contribuer à prévenir la maladie. Comment ? Comme cette mesure préventive renforce le système immunitaire, ce dernier peut nous protéger plus efficacement contre les facteurs externes ; elle semble également accélérer le processus de guérison.

Le cancer est l'une de ces maladies dont la guérison est invariablement favorisée par une attitude optimiste. Il semble que les gens qui ont développé cette attitude participent davantage à leur propre rétablissement. Ils font montre d'un plus grand esprit de combativité, composent mieux avec les effets secondaires de la chimiothérapie, se rétablissent plus vite et, dans les cas de cancer terminal, vivent plus longtemps que ceux qui ne croient pas vraiment qu'ils peuvent survivre. Les oncologues ont observé qu'un patient qui a foi en sa propre guérison et garde une attitude optimiste, finit par se rétablir.

Les optimistes refusent de baisser les bras, de rester passifs et de confier à quelqu'un d'autre leur destinée. Ils sont ouverts aux différents traitements et aux idées nouvelles. Ils prennent le temps de se documenter sur le cancer et explorent les options susceptibles d'augmenter leurs chances de guérison. Ils refusent de se laisser limiter par la maladie et de se définir par rapport à elle.

Les études ont révélé qu'une attitude optimiste procurait un autre avantage au niveau du processus thérapeutique : il s'agit du temps de rétablissement à la suite d'une opération ou d'un accident. Les gens qui avaient développé une attitude optimiste planifiaient les activités qu'ils souhaitaient accomplir après leur convalescence et ils posaient un geste chaque jour pour hâter leur guérison. Ils méditaient, s'adonnaient à la visualisation guidée, priaient ou se répétaient des affirmations positives. Ils savaient à quel point l'esprit est puissant et ils élaboraient des pensées de guérison axées sur les résultats qu'ils souhaitaient obtenir. Ils savaient que les pensées axées sur la guérison, combinées à une attitude optimiste, valent mieux que n'importe quelle pilule.

Il existe aussi un lien entre optimisme et longévité. Les gens optimistes sont portés à adopter un mode de vie sain et à prendre soin de leurs corps. Ils surveillent leurs pensées, gèrent leur stress et n'oublient pas de prendre chaque jour une pause afin de réduire l'agitation mentale. Ils se concentrent sur la prévention de la maladie et, les jours où ils ne vont pas bien, ils adoptent une attitude proactive plutôt que passive. De plus, ils tiennent presque toujours compte de ce qu'ils ressentent. Ils savent que s'ils ne prennent pas soin de leur corps, celui-ci ne prendra pas soin d'eux. Ils se nourrissent bien, prennent tout le repos nécessaire, pratiquent quotidiennement certains exercices physiques et prennent le temps de faire des choses qui les rendent heureux. Cela semble assez facile, non ? Il suffit d'avoir une attitude optimiste.

Enlevez les couches de la maladie

Mettre au jour les facteurs responsables de la maladie, c'est comme peler un oignon. Il faut commencer par l'extérieur, là où les problèmes sont plus faciles à identifier, pour se frayer ensuite un chemin vers le centre. La couche extérieure la plus reconnaissable est celle du comportement. Elle nous donne un aperçu de nos attitudes et indique où nous nous situons sur les plans mental, émotionnel, énergétique et physique — en mettant l'emphase sur le physique, car le corps, à la différence du mental, ne peut rien cacher. Si nos gestes ou nos paroles portent atteinte à notre véritable nature, le ton de notre voix, les mots que nous emploierons et une certaine forme de stress physique nous permettront d'en prendre conscience.

Après avoir effectué les changements comportementaux qui s'imposaient, nous sommes prêts à peler les couches suivantes. Ce travail est toutefois un peu plus délicat, car nous abordons le domaine des attitudes, croyances et émotions. Il est beaucoup plus difficile de dénouer ce genre de nœuds — car ces éléments sont liés à notre identité et recèlent en eux les blessures émotionnelles. Le fait de s'en libérer peut nous faire pleurer, nous sentir mal ou durs envers nous-mêmes. En fait, lorsque nous atteignons le stade où nous devons tenir compte des facteurs derrière la maladie, nous nous posons parfois de pénibles questions telles que : *Voulons-nous vraiment nous en débarrasser ? Est-il vraiment nécessaire de laisser tomber ou modifier ces facteurs pour se sentir mieux ? Pourquoi ne pas simplement cesser de chercher à modifier notre comportement et ne pas reprendre nos vieilles histoires ? Pourquoi ne pas rester confortablement installés dans nos systèmes de croyances ? Ou mieux encore, pourquoi ne pas ignorer les problèmes en espérant qu'ils s'en iront d'eux-mêmes ?*

Si nous regardons la maladie du point de vue de l'esprit, il se peut que nous adoptions ce genre de comportement, car nous avons été conditionnés à ignorer les couches plus profondes du moi. Du point de vue physiologique, nous pouvons refuser d'effectuer ce travail plus en profondeur jusqu'au jour où les analgésiques, la radiothérapie et la chimiothérapie cesseront d'agir. Du point de vue psychologique, nous pourrons peut-être tenir le coup en continuant de refouler nos émotions, ou jusqu'à ce que les antidépresseurs que nous ingérons nous privent des joies de l'existence. Cependant, lorsque nous adoptons une perspective psycho-spirituelle de la maladie, nous ne pouvons prétendre qu'aucun de ces facteurs existe, ou éviter d'effectuer les changements qui s'imposent. C'est là que nous découvrons comment tous les différents aspects sont liés et se renforcent les uns les autres jusqu'à ce que notre état mental et physique devienne pathologique. Nous parvenons alors à comprendre que l'âme, l'esprit et le corps sont inséparables, de sorte que ce qui affecte l'une de ces instances affecte également les autres. C'est en choisissant cette perspective que nous trouvons le courage de creuser plus en profondeur afin de mettre au jour l'ultime couche ou pelure — à savoir les thèmes centraux qui sont les puissants messagers du corps.

CHAPITRE 9

Thèmes centraux :
les puissants messagers du corps

Je vous félicite d'avoir continué à suivre le processus et ne pas avoir renoncé à comprendre pourquoi nous tombons malades ! Ce chapitre va mettre au jour les plus profonds de tous les facteurs cachés, ceux qui ont le plus d'emprise sur ce que nous pensons, disons et faisons : je parle ici des thèmes centraux. Leur mainmise est si forte qu'ils peuvent même surpasser les intentions de notre âme.

Si nous prenons du recul un moment par rapport à notre vie, nous découvrons que celle-ci n'est qu'une suite d'événements, arbitraires en apparence et sans lien au moment où ils se produisent ; ces événements ont néanmoins une très grande importance. En fait, des liens existent entre eux, car ils se renforcent les uns les autres sur le plan émotionnel de sorte qu'ils façonnent non seulement nos attitudes et croyances, mais sont également à l'origine de nos thèmes centraux. Ceux-ci révèlent les scénarios de notre vie et influencent fortement notre comportement. Songez un instant que chaque événement, perception, drame, traumatisme, relations humaines (les bonnes comme les mauvaises), peur, croyance, succès et échec, prend racine dans nos thèmes centraux. Ils n'attendent que le moment opportun pour refaire surface et s'exprimer à travers nos mots, nos actions et notre état de santé.

En plus des thèmes centraux que nous élaborons nous-mêmes, nous héritons aussi de ceux de nos parents, grands-parents, arrière-grands-parents, arrière arrière-grands-parents et ainsi de suite. Oui, il existe des thèmes centraux génétiques qui se transmettent de génération en génération. Ces thèmes concernent généralement les prédispositions à la maladie; le statut économique; le niveau d'éducation; les traditions familiales et culturelles; les croyances religieuses; les attentes associées au fait d'être l'aîné, l'enfant du milieu de la famille ou le benjamin. Ces thèmes font aussi partie intégrante des histoires de notre vie et ressurgissent dans nos paroles et nos actions. Cependant, nous n'en sommes pas conscients la plupart du temps, car ils ont été intégrés à nos pensées et nos comportements alors que nous étions très jeunes. Aussi les acceptons-nous comme faisant partie de nous-mêmes, alors qu'ils ne nous appartiennent pas du tout. Les seules fois où nous en prenons conscience c'est lorsqu'ils se manifestent dans notre état de santé.

Mis à part les traits de caractère inhérents à notre personnalité, les thèmes centraux déterminent l'essentiel de ce que nous faisons, ainsi que notre façon de penser ou de ressentir les choses. Par contre, ils ne concordent pas toujours avec ce que nous sommes vraiment. Peut-être avons-nous besoin d'utiliser les jugements émotionnels pour nous aider à prendre une décision; nous devons peut-être exprimer nos sentiments sur un sujet donné avant de pouvoir agir dans ce domaine. Or, si nous avons été conditionnés à croire que ce n'est pas une bonne idée de reconnaître nos sentiments et que ce processus nous amène à prendre des décisions erronées, nous allons nous retrouver en contradiction avec notre vraie nature. Cela entraînera non seulement de la confusion et de l'indécision, mais créera aussi un nouveau thème central : un sentiment d'inadéquation, car nous aurons l'impression de ne jamais faire de bons choix, alors que les autres semblent pouvoir le faire.

Les thèmes centraux sont les composites des émotions, des attitudes et des croyances. Ils constituent l'infrastructure de nos histoires et sont à l'origine de notre perception de l'existence. Ils sont un peu comme les placards du mental dans lesquels nous entassons beaucoup d'éléments en se basant sur leur apparence. Toutes les expériences ayant une charge émotionnelle similaire iront se loger dans le compartiment émotionnel du placard; chaque pensée qui se fixe dans un souvenir ira dans le compartiment des croyances. Si nous pouvions regarder de plus près dans les placards des thèmes centraux, nous découvririons qu'ils ne sont pas du tout semblables. Pour poursuivre l'analogie, certains thèmes correspondent aux chemises, certains aux chemisiers, d'autres aux jupes et certains aux pantalons. Le fait est que certains thèmes nous appartiennent en propre et que certains appartiennent aux autres ; ils sont pour la plupart limitatifs et beaucoup d'entre eux sont liés à des charges émotionnelles ; mais tous sont malsains dans la mesure où ils affectent à la fois notre état mental et physique.

Au moment où les thèmes centraux refont surface et ravivent de vieilles blessures émotionnelles, il est difficile de comprendre à quelle finalité ils obéissent ; en fait, ils remplissent plusieurs fonctions importantes. L'une d'elles consiste à élaborer un projet mental que le cerveau pourra utiliser afin d'accélérer le processus de connexion entre les nouvelles expériences et le passé. Une autre finalité consiste à aider l'esprit à classer le flot incessant d'informations qu'il reçoit sur le plan énergétique et via les sens. Les thèmes centraux fournissent une direction utile qui nous aide à naviguer à travers toutes les pensées que nous fabriquons et les expériences que nous suscitons. Ils décident des comportements qui sont acceptables et de ceux qui ne le sont pas, ainsi que du mode d'interaction que nous devons établir avec les autres. Ils nous aident à prendre une distance face aux expériences et aux relations humaines susceptibles de nous faire souffrir. Plus important encore, ils nous montrent très clairement ce que nous devons changer afin que notre vie et notre état de santé correspondent à nos attentes.

Nous avons entrepris un voyage évolutif qui nous oblige à franchir différentes étapes et connaître de multiples expériences ; tout cela vise à favoriser notre croissance personnelle, notre évolution spirituelle et la connexion avec notre âme — afin que nous puissions mener une vie joyeuse et riche de sens. Or, à un moment donné sur la route, nous avons oublié ces finalités parce que quelque chose a orienté nos pas et nous a amenés à rompre la connexion avec nous-mêmes. Lorsque les placards des thèmes centraux sont, sur le plan énergétique, remplis de drames et de traumatismes et chargés de fortes émotions négatives, nous risquons de perdre contact avec nous-mêmes. Victimes de nos peurs, nous les laissons définir notre identité et notre façon de vivre. Nous comprenons finalement pourquoi nous souffrons de ces maladies provoquées par la peur, telles que les allergies, les ulcères, les attaques, l'asthme, l'hypertension, les maladies cardiaques, la dépression, les désordres du système immunitaire et le cancer.

Comment s'expriment les thèmes centraux

Les thèmes centraux constituent la motivation derrière nos agissements. Bien qu'ils puissent être négatifs ou positifs, nous sommes aux prises avec des thèmes négatifs la plupart du temps car ce sont eux qui, ultimement, ont un impact sur notre santé. Ils s'expriment à travers nos peurs et cela transparaît dans la façon dont nous interagissons avec les autres. De fait, les angoisses et les thèmes centraux nuisibles sont inextricablement liés de sorte qu'il est difficile de les séparer. Les deux sont à l'origine d'un comportement obsessif et/ou compulsif, ils déforment la pensée, provoquent des blocages émotionnels, portent atteinte à notre intégrité, génèrent des souvenirs déformés qui s'incrustent dans l'esprit et le corps et freinent la guérison.

Les thèmes centraux s'expriment aussi à travers les sentiments, les émotions, les attitudes et les croyances, car ces facteurs constituent les raisons sous-jacentes pour lesquelles nous créons ces thèmes. Chacun d'eux représente la progression d'une pensée avant son intégration dans le comportement. Si nous considérons ces facteurs comme des composantes de notre comportement, nous aurons beaucoup plus de facilité à changer les thèmes centraux négatifs qui nourrissent nos peurs. Comment? Il suffit de stopper le processus pour n'importe lequel de ces facteurs. Par exemple, nous pourrions changer notre réaction émotionnelle face à une vieille situation familière. Plutôt que de crier et de nous en prendre violemment à quelqu'un, comme à l'accoutumée, nous pourrions prendre une grande respiration et nous excuser calmement. Nous pourrions aussi changer d'attitude face à une expérience. Devant la maladie, plutôt que d'aggraver notre situation avec un commentaire pessimiste, nous pourrions nous dire intérieurement : *Bien, voici une occasion de changer ce qui ne fonctionne pas.*

Nous pourrions aussi stopper la progression en changeant d'attitude. Nous pourrions avoir confiance et croire que nous pourrons nous guérir, au lieu de croire qu'une autre personne devrait le faire. Mieux encore, nous pourrions stopper la progression au moment où la pensée n'est encore qu'un sentiment en y ajoutant une charge émotionnelle positive plutôt que négative. Ainsi, ce ne serait plus la peur mais l'amour qui guiderait notre vie. Nous aurions la maîtrise de notre vie au lieu d'être dirigé par nos thèmes centraux.

Comment se développent les thèmes centraux

Jamie a appris très tôt dans sa vie que le monde était hostile, car il a grandi dans un ghetto. Toutes les portes des maisons du quartier possédaient de nombreuses serrures, et aux fenêtres, des barreaux pour empêcher les voleurs d'entrer. Chaque soir, effrayé par les tirs d'armes à feu et les cris qu'il entendait alors qu'il était au lit, Jamie priait pour que rien de mal ne lui arrive et que sa famille soit aussi protégée. Il craignait de se rendre à pied à l'école à cause des petites brutes qui traînaient dans les rues. Il avait peur de prendre l'autobus scolaire, car des batailles s'y déroulaient ; il pleurait ou éprouvait de la colère et de la frustration quand on l'accusait d'avoir provoqué une altercation. Il ne souhaitait plus qu'une chose : devenir invisible afin que personne ne puisse le voir, lui parler ou le blesser. Il voulait simplement fuir le monde tel qu'il était dans son esprit, un monde inhospitalier et sans pitié.

Jamie a donc élaboré un thème central qui nourrissait ses peurs face au rejet et à la confrontation et qu'il associait à l'hostilité. Même à l'âge adulte, il évitait toute situation conflictuelle. Il était considéré comme antisocial parce qu'il n'entrait en communication avec d'autres personnes que lorsque c'était absolument nécessaire. Il ne prenait jamais d'initiatives de crainte de décevoir les gens et de provoquer leur colère. Il ne participait à aucune compétition sportive, même s'il aimait jouer au basket-ball, parce qu'il craignait d'entendre un supporteur ou le coach crier après lui. Toute sa perception de la réalité, y compris de lui-même, était devenue à ce point déformée par son thème central que celle-ci affectait non seulement sa vie mais aussi sa santé.

C'est pour cette raison que Jamie est venu me voir. Il savait qu'il devait effectuer certains changements, car il était malade et fatigué de vivre dans la peur. Il se doutait que tout cela avait un lien avec ses problèmes chroniques d'estomac et particulièrement avec le syndrome du côlon irritable (SCI). Ses soupçons ont été confirmés quand je lui ai expliqué que la région stomacale est associée aux centres du pouvoir personnel et que nous retenons dans l'estomac et au milieu du dos la peur du rejet, de la trahison et de l'avenir. Je lui ai appris aussi que le SCI résultait d'un ressentiment refoulé, des déceptions et de la colère dirigée contre soi-même. Enfin, délicatement, je lui ai montré que le fait de percevoir le monde comme hostile le rongeait littéralement.

Jamie est revenu me voir quelques mois plus tard pour me dire que ses problèmes d'estomac avaient disparu. Je lui ai demandé ce qu'il avait fait pour que cela se produise : il s'était souvenu, me confia-t-il, de ce que je lui avais dit lors de notre première rencontre, si bien qu'il a commencé à travailler avec un psychothérapeute pour apprendre à changer ses comportements et se défaire des peurs qui le rongeaient. Il avait décidé de réintégrer le jeu de la vie et d'apprendre à en maîtriser les règles — plutôt que d'être maîtrisé par elles.

Pour vous aider à comprendre la façon dont se développent les thèmes centraux, voici quelques exemples, en commençant par Jamie. J'ai aussi ajouté quelques suggestions quant à la façon de les changer.

Expérience : Interaction avec les autres.

Sentiment : Je vis dans un quartier dangereux de la ville.

Émotion : C'est un environnement hostile.

Attitude : Puisque mon environnement est hostile, alors le monde doit l'être aussi.

Croyance : Je ne me sens en sécurité nulle part, dans aucune situation ou en compagnie de qui que ce soit.

Thème central : J'éviterai toute situation dans laquelle pourrait surgir un conflit.

Changer le thème central : Jamie a choisi de demander l'aide d'un professionnel en santé mentale, car il savait que ce serait trop difficile pour lui d'effectuer seul de tels changements.

Expérience : Relation avec la mère.

Sentiment : Ma mère m'évite quand je ne fais pas ce qu'elle veut, et me dit qu'elle ne m'aime pas quand je me comporte mal.

Émotion : Le fait qu'elle m'évite me blesse et me rend triste.

Attitude : Je suis une mauvaise personne, donc personne ne m'aimera.

Croyance : Je ne mérite pas d'être aimé.

Thème central : Je suis une victime.

Changer le thème central : Dans cette situation, commencez par éliminer toute critique négative que vous vous adressez. Puis, remplacez cette affirmation par une autre : *Je suis une personne bonne, affectueuse et aimante.* Faites de cette affirmation un outil que vous utiliserez toutes les fois que vous réaliserez que votre ancienne personnalité de victime refait surface. Identifiez la région de votre corps où vous retenez cette attitude négative ; prenez ensuite une inspiration en laissant pénétrer l'amour en vous, puis envoyez dans cette zone votre souffle d'amour, tout en visualisant la charge émotionnelle qui se dissipe. Vous ressentirez vraiment une différence dans cette partie du corps.

Expérience : Lieu de travail.

Sentiment : Le fait de penser au travail me rend anxieux, car je ne possède peut-être pas les habiletés requises pour faire ce qu'on attend de moi.

Émotion : Peur — j'ai peur d'être congédié.

Attitude : Je cherche à tromper qui exactement ?

Croyance : La nourriture chasse ma peur et me procure un sentiment de sécurité.

Thème central : Je mange pour me sentir en sécurité.

Changer le thème central : Dans cette situation, commencez par changer la croyance voulant que la nourriture chasse la peur. Prenez certains cours qui vous aideront à développer les habilités requises et concentreront votre esprit sur autre chose que la nourriture. Établissez un horaire strict pour les repas, y compris les casse-croûtes, et ne mangez qu'aux moments prévus. Le sentiment de sécurité est relié à la maîtrise de votre vie, de votre environnement et de votre corps.

Expérience : Les gens m'ignorent.

Sentiment : Quand je parle aux gens, ceux-ci s'éloignent — particulièrement lorsque je traite de choses sérieuses.

Émotion : Je crains les conséquences qu'auront mes paroles.

Attitude : Si je me tiens tranquille, personne ne sera en colère ou ne pensera que je suis stupide.

Croyance : Les autres ne veulent pas entendre ce que j'ai à dire.

Thème central : Je n'ai pas de voix ; je suis silencieux.

Changer le thème central : Dans cette situation, commencez par modifier la charge émotionnelle négative entourant l'expression de soi. Joignez les rangs d'une organisation qui vous enseignera la façon d'utiliser efficacement votre voix, de sorte que les gens souhaiteront entendre ce que vous avez à dire. Cela redonnera confiance en votre capacité de parler haut et fort. Vous pouvez aussi confier à la personne qui s'éloigne alors que vous êtes en train de lui parler que cela vous blesse. Établissez clairement la différence entre ce que vous considérez comme un comportement acceptable et inacceptable, puis exprimez-le verbalement.

Les blessures émotionnelles et les thèmes centraux nuisibles sont une source de douleurs et de souffrances et ils constituent certainement des obstacles majeurs qui entravent notre évolution. Néanmoins, dans le développement de la psyché humaine, ces obstacles représentent une occasion de transformer les thèmes centraux qui ne nous sont pas vraiment utiles et de transmuer l'emprise qu'ils exercent sur nous sur les plans physiques et psychiques. Pour peu que nous soyons disposés à rompre avec eux et créer des thèmes centraux positifs, nous aurons le plaisir de vivre dans une attitude positive et en étant en bonne santé.

Comment les thèmes centraux affectent la santé

Les thèmes centraux sont comme des virus. Une fois introduits dans l'esprit et le corps, ils sont difficiles à extirper et ils peuvent demeurer à l'état latent jusqu'à ce qu'un environnement adéquat leur donne vie. Cette métaphore pertinente nous aide à comprendre le mode de fonctionnement de ces thèmes ainsi que leur apport dans la formation de la maladie. À l'instar des virus, ces thèmes ne sont pas des organismes vivants. Ce sont simplement des souvenirs déformés, aussi dépendent-ils d'un hôte — les émotions — pour rester en vie. Quand ils bénéficient de ce soutien, ils se nourrissent eux-mêmes jusqu'au jour où ils prennent les commandes de notre comportement. Tout en modifiant notre façon d'agir, ils trouvent d'autres émotions similaires dont ils se nourrissent et ils se multiplient, jusqu'à ce que l'esprit soit submergé et que le corps tombe malade. Comme les virus, les thèmes centraux affaiblissent le système immunitaire ; les premiers poussent le système à s'attaquer lui-même et les seconds, à nous tourner contre nous-mêmes. En bout de ligne, le résultat est le même dans la mesure où les deux ont un effet néfaste sur notre qualité de vie.

Le problème avec les thèmes centraux négatifs réside dans leur nature insidieuse et dans leur façon d'entretenir une certaine anxiété, comme si nous nous attendions toujours à recevoir une tuile sur la tête. Cette appréhension provoque dans le corps un flot incessant d'hormones de stress qui finissent par affaiblir les défenses naturelles de l'organisme contre les maladies infectieuses telles que le rhume, la grippe et divers herpès viraux. Les thèmes centraux posent un autre problème : en raison de leur nature répétitive et de leur forte charge émotionnelle, ils contribuent à affaiblir le système parasympathique, une section du système nerveux qui a pour tâche d'apaiser le corps en situation d'urgence. Au fond, ce sont des croyances du genre : *Et que va-t-il se passer si...* et *Si seulement...* qui gardent en activité les effets résiduels des thèmes centraux et tiennent le système nerveux en état d'alerte.

Les thèmes centraux sont également à l'origine des nombreuses douleurs chroniques qui nous affligent, particulièrement dans les épaules et le cou, là ou se loge la sensation de «porter tout le poids du monde», ainsi que dans le bas du dos, la zone de l'inquiétude et du ressentiment profondément enraciné. Ils sont en outre liés aux maladies chroniques telles que l'arthrite, la fibromyalgie, les allergies, l'asthme, le lupus, les troubles gastro-intestinaux, les problèmes de thyroïde, le diabète, les migraines et l'hypertension.

Le secret d'une bonne santé tient dans la compréhension des facteurs sous-jacents à la maladie

Les tableaux présentés ici offrent une vue d'ensemble des facteurs psychologiques de la maladie. Pris individuellement, ils montrent comment ces facteurs ont un impact sur la pensée et influent sur le corps. Collectivement, ils révèlent la progression de ces facteurs qui se renforcent en s'appuyant les uns sur les autres, et montrent pourquoi ils sont tous responsables des thèmes centraux qui influencent notre comportement.

SENTIMENTS
Ne contribuent pas à la maladie

- Fournissent les données sans jugement émotionnel.

- Sont une source de données, à la fois internes et externes.

- Dépendent des sens physiques et de l'intuition pour l'information.

- Aident à donner un sens à nos expériences.

- Nous éclairent sur notre situation sur le plan mental.

- Aident le cerveau à faire le tri dans la masse d'informations qu'il reçoit.

- Proposent des perspectives différentes sur les situations ou les expériences.

- Dévoilent les schémas de pensée répétitifs.

- Assistent l'esprit dans sa collecte de données.

- Sont à la source de la prise de conscience.

- N'ont pas d'effet sur le plan physique.

ÉMOTIONS

Contribuent au développement de la maladie dans le corps énergétique et affaiblissent le système immunitaire

- Fournissent de l'information assortie d'un jugement de valeur — bon ou mauvais, vrai ou faux.

- Dépendent des cinq sens physiques qui nous indiquent comment réagir.

- Indiquent comment les expériences extérieures nous affectent intérieurement.

- Jettent un éclairage sur la qualité de nos pensées.

- Nous avertissent si nous faisons des compromis sur le plan personnel.

- Assistent le cerveau dans son processus d'association et de connexion.

- Changent instantanément la physiologie corporelle.

- Favorisent le relâchement d'endorphines associées à des réactions positives ; libèrent les hormones de stress associées à des réactions négatives.

- Confortent les schémas comportementaux répétitifs.

- Nous affectent sur le plan physiologique et psychologique.

ATTITUDES
Affectent l'état émotionnel

- Résultent d'un comportement acquis.

- Altèrent notre perception émotionnelle de l'existence.

- Reflètent le conditionnement et les pressions sociales.

- Créent des schémas de réactions émotionnelles redondants.

- Se concentrent extérieurement vers les expériences et les autres.

- Ont un impact sur la perception de soi et la confiance en soi.

- Attitudes pessimistes:

    — Sont des pensées qui reflètent des blessures émotionnelles;

    — Se forment à même les émotions refoulées;

    — Créent de l'appréhension, de l'inquiétude et de la nervosité.

- Attitudes optimistes

    — Favorisent le processus de guérison;

    — Inspirent et entretiennent l'espoir;

    — Créent un esprit combatif.

- Nous affectent sur le plan psychologique.

CROYANCES
Affectent l'état mental

- Se construisent à même les pensées, les émotions et les attitudes.

- Limitent les perspectives que nous avons de l'existence.

- Inhibent l'individualité.

- Créent les thèmes centraux.

- Établissent des barrières mentales.

- Déforment les souvenirs.

- Installent des habitudes et des zones de confort.

- Reflètent le conditionnement.

- Incitent à s'en tenir à ce qui a fait ses preuves.

- Résistent au changement.

- Renforcent les attitudes.

- Créent une fausse perception de soi.

- Nous affectent sur le plan psychologique.

MOTIFS FONDAMENTAUX
Contribuent aux maladies chroniques ou extrêmement graves

- Confortent les peurs et les croyances.

- Sont une source d'information, extérieurement et intérieurement.

- Créent des schémas comportementaux figés.

- Altèrent la perception émotionnelle que nous avons de l'existence.

- Favorisent l'étroitesse d'esprit.

- Reflètent le conditionnement et les perceptions d'autrui.

- Ont un impact sur les interactions entre les gens.

- Produisent des changements insidieux et prolongés au niveau physiologique.

- Renforcent les croyances.

- Polarisent les expériences et attirent les individus qui soutiennent nos croyances.

- Établissent des valeurs fausses.

- Ont un impact sur l'expression personnelle.

- Nous affectent sur les plans physiologique, psychologique et spirituel.

Guérir la psyché humaine

Si vous désirez vraiment vous guérir, vous devez vous impliquer activement dans le processus, plutôt que de demander à une autre personne de le faire à votre place. Vous devez comprendre comment votre psychologie influe sur votre biologie et travailler sur les facteurs mentaux, biographiques et physiques qui sont responsables de l'apparition de votre maladie. Vous devez creuser en profondeur pour mettre au jour les émotions, attitudes, croyances et thèmes centraux qui vous empêchent d'être en santé et de mener une vie qui corresponde à vos désirs. Une fois que vous les aurez trouvés, vous devrez accepter de les abandonner. Commencez par changer ce que vous pouvez et allez chercher de l'aide lorsque vous êtes incapable d'agir.

Investissez temps et énergie à la collecte d'outils et de techniques qui vous aideront à changer vos réactions émotionnelles : vous pourrez ainsi vous libérer de vos vieilles blessures. Pratiquez une forme de gestion mentale en modifiant vos croyances avant qu'elles ne deviennent des thèmes centraux. Laissez tomber toutes ces attitudes qui traduisent votre crainte d'être trop âgé, trop rigide, trop blessé sur le plan émotionnel, ou trop malade pour vous prendre en main. Apprenez à utiliser vos sentiments pour ce qu'ils sont — des messages intérieurs neutres envoyés par votre âme et votre intuition, des messages riches en information qui offrent un point de vue nouveau sur les mêmes vieilles choses. Plus important encore, mettez-vous à l'écoute de votre corps, car il vous donnera toujours l'heure juste et vous permettra de vous situer précisément sur le plan mental et physique. Si vous n'êtes pas là où vous souhaiteriez être, changez quelque chose. Ce que vous choisirez de changer importe peu, car ce qui affecte un aspect de votre être aura un impact sur tout le reste.

Si vous projetez sérieusement de modifier radicalement votre état de santé, impliquez-vous sans réserve dans le processus de guérison — même quand vous vous sentez mieux. La poursuite et la conservation du bien-être est le fruit d'un effort soutenu. C'est une façon de penser et un mode de vie qui exigent le maintien d'une attitude positive.

En songeant à tout ce qu'il faut pour se guérir soi-même, j'ai réalisé que Confucius l'avait exprimé en quelques mots :

Dis-moi, et j'oublierai ;
Montre-moi, et je me souviendrai ;
Implique-moi, et je comprendrai.

◈ PARTIE III ◈

Travailler avec le corps pour conserver une santé optimale

Celui qui donne des conseils à un malade dont le style de vie est préjudiciable à sa santé, se doit, en premier lieu, de demander à son patient de changer sa manière de vivre.
— Platon

C'est quand on tombe malade qu'on accorde de la valeur à la santé.
— Thomas Fuller

Comme toute expérience majeure, la maladie nous change vraiment. Comment ? Bien, d'abord nous sommes temporairement soulagés de la pression que les attentes d'autrui exercent sur nous... Nous entrons dans le domaine de l'introspection et de l'auto-analyse. Nous réfléchissons sagement à notre passé et à notre futur, parfois pour la première fois de notre vie... La maladie nous procure la chose la plus rare au monde — une deuxième chance, non seulement concernant notre santé, mais notre vie elle-même.
— Louis E. Bisch

J'ai découvert que mon esprit et ma santé s'influençaient réciproquement; tout ce qui trouble mon esprit provoque un désordre correspondant dans mon corps; si bien que les doléances de mon corps se voient remarquablement mitigées par ces considérations qui dissipent les nuages du chagrin mental.
— extrait de *L'expédition de Humphrey Clinker* de Tobias Smollett

CHAPITRE 10

Le corps crie au secours

Dans cette partie du livre, nous allons commencer à appliquer tout ce que nous avons appris sur les facteurs dissimulés derrière la maladie. Au lieu d'explorer ces derniers de façon théorique, nous allons les relier à la structure et au fonctionnement du corps physique afin de rendre cette information pratique et utilisable.

En plus d'être le véhicule que l'âme emprunte pour s'exprimer sur le plan physique, le corps est un instrument de guérison bien conçu et précis ; il s'autorégule et il possède tous les équipements diagnostiques nécessaires — tels que les émotions et les hormones ; ainsi, nous pouvons connaître son état à tout moment. Le corps possède également des outils pour se réparer lui-même — le système immunitaire, le système énergétique et les glandes endocrines, par exemple — qui lui permettront de fonctionner à nouveau de façon adéquate, pourvu que rien ne vienne interférer dans le processus. Il possède une myriade de systèmes de surveillance et d'équilibre qui lui permettent de rester en santé en annulant les effets du stress et la détresse émotionnelle ; et pourtant, ce n'est pas toujours le cas. Pourquoi ? Nous sommes tellement affairés à *être affairés* que nous ne prenons pas le temps d'écouter ses messages. Nous préférons les ignorer en espérant qu'ils disparaîtront — ou mieux encore, qu'ils règleront eux-mêmes les problèmes. Et même quand nous prenons conscience de ces communiqués, nous ne savons pas quoi faire exactement parce que nous ne savons pas comment interpréter ce qu'ils essaient de nous dire.

En plus de toutes ses autres caractéristiques, le corps humain est aussi un système de communication hautement sophistiqué qui transmet et reçoit un flot constant d'informations via la connexion de l'esprit et du corps. L'échange se fait autant sur le plan énergétique qu'électrochimique ; pour atteindre son destinataire, le message est véhiculé par le système nerveux central, lequel est considéré par les métaphysiciens comme une corde de sécurité entre l'esprit, le corps et l'âme. Quand le corps envoie des messages, il demande de l'aide. Il essaie d'attirer notre attention sur un élément extérieur ou intérieur qui affecte son fonctionnement ; il nous dit que si rien n'est fait, des dommages pourraient éventuellement en résulter. Il nous demande d'intervenir — de régler le problème ou de l'éliminer immédiatement. Comme les pensées sont à la source de toutes nos actions, on comprend facilement qu'une façon de penser malsaine peut épuiser le corps au fil du temps et le rendre vulnérable aux maladies.

Bien avant que l'esprit s'en rende compte, le corps sait que notre santé est affectée et qu'une maladie chronique ou un trouble grave se prépare ; et il doit nous en avertir. Quand le corps reçoit les premiers signes indiquant la présence d'un problème, — ce qui dans le corps énergétique prend la forme d'une pré-maladie — il déclenche le processus d'alerte de l'esprit. Cependant, à ce point, il n'y a aucune raison de demander à l'esprit de réagir de manière exagérée et de l'inonder de craintes et d'anxiété qui pourraient l'empêcher de passer à l'action. Le corps envoie plutôt différents messages concernant le niveau de défaillance de l'organisme, et il nous indique si nous devons agir immédiatement pour régler le problème. Quand nous apprenons à déchiffrer les différents messages, nous découvrons que non seulement ils nous indiquent l'endroit où le problème est localisé dans la structure physique, mais de plus, ils nous révèlent les facteurs psychologiques sous-jacents responsables du problème et nous enseignent ce que nous devons faire pour ramener l'esprit et le corps à la santé.

Les messagers physiques

Quand un problème affecte l'état physique, le corps utilise des symptômes pour diriger l'attention du sujet vers une région afin que ce dernier réponde à ses besoins. La migraine constitue un bon exemple. Comme elle provoque un malaise aigu au niveau de la tête et affecte la sensibilité des yeux, il semble logique qu'un médecin examine le cerveau pour s'assurer qu'il n'y a rien de grave sur le plan neurologique : une tumeur, par exemple. Cependant, si nous examinons d'autres symptômes des migraines, nous découvrons qu'elles sont aussi accompagnées de nausée. En utilisant les messages du corps, nous découvrons que ce dernier essaie de nous dire que des problèmes au niveau de l'estomac affectent le cerveau et l'empêchent de fonctionner efficacement. Il nous prévient qu'un déséquilibre chimique, le pH ou les hormones du stress peut-être, nuit au bon fonctionnement du système vasculaire. Il nous révèle que ce déséquilibre a un impact sur la capacité du cerveau à penser clairement, de sorte que ce dernier est incapable d'identifier et de régler le problème. Le corps et l'esprit concentrent leur attention au niveau de la tête où sont localisés plusieurs symptômes, mais la cause première se trouve dans l'estomac et le plexus solaire.

D'autres messages physiques que le corps envoie se présentent parfois sous forme de fatigue, tension musculaire, maux de tête liés au stress, douleurs, symptômes (un groupe de symptômes), maladies chroniques, et maladies qui mettent la vie même en péril.

Messages psychologiques

Quand les états mental et émotionnel affectent l'état physique, le corps utilise des métaphores, le symbolisme et les rêves, pour nous prévenir qu'un élément quelconque provoque de la détresse sur le plan psychologique et perturbe le fonctionnement de régions spécifiques telles que le cœur, le foie, les reins ou l'appareil digestif.

Les messages métaphoriques créent des images dans l'esprit pour favoriser le processus de connexion et d'association à l'intérieur de ce dernier. Ce faisant, l'esprit est capable de voir ce qu'il doit modifier pour que le corps puisse à nouveau fonctionner correctement. Voici un exemple de ce genre de message : une image de nous-mêmes durant l'enfance, alors que nous étions tristes après avoir été réprimandés parce que nous avions mal agi. Dans ce cas, on nous dit qu'il y a des émotions, des croyances et peut-être même des thèmes centraux enfouis profondément dans notre mémoire et que ces facteurs ont un impact sur notre santé. Les images, avec les charges émotionnelles qui leur sont associées, nous amènent à revivre ce que nous avions éprouvé jadis. Elles nous rappellent que nous ne sommes plus des enfants et que par conséquent, nous pouvons renoncer à ces réactions et ainsi, les empêcher de nuire à notre organisme.

En revivant le souvenir, nous sommes capables d'identifier la charge émotionnelle comme étant de la tristesse et nous pouvons réellement la ressentir dans certaines parties spécifiques de notre corps. Si nous découvrons de la tristesse au niveau du cœur, le message nous prévient que si nous ne nous débarrassons pas de cette émotion, celle-ci pourra affaiblir le cœur jusqu'à ce qu'il se brise. L'expression « le cœur brisé » est la métaphore de l'infarctus du myocarde ou crise cardiaque, et l'émotion de la tristesse est entreposée sur le mode énergétique dans le ventricule gauche où de telles attaques se produisent.

Dans le cas des messages symboliques, nous faisons une expérience au niveau externe, mais cette expérience a aussi un impact au niveau interne. Un exemple de ceci est l'agoraphobie, un trouble mental dans lequel on retrouve la peur de quitter un environnement sécuritaire.

Lorsqu'une personne se préoccupe beaucoup de sa sécurité personnelle et que cette inquiétude l'immobilise sur le plan mental, au point où elle demeure confinée chez elle, cette situation finit par affecter sa santé à cause de l'arrivée intempestive d'hormones de stress, tout particulièrement un taux élevé de cortisol. Dans une telle situation, les messages attirent notre attention sur le fait que l'état mental affecte l'état physique. Cependant, en utilisant un message symbolique, le corps offre aussi l'occasion de régler le problème en le rendant évident, de sorte que l'esprit peut agir et répondre à ses besoins.

Voici comment agit ce message :

1. Le sujet devient plus conscient de son environnement physique.

2. L'activité des sens physiques est augmentée.

3. Il incite le système d'activation réticulaire du cerveau à entrer en jeu pour faciliter la reconnaissance de certaines composantes externes.

Si le sujet croit qu'il a besoin de voir des officiers de police partout où il va pour se sentir en sécurité, son cerveau agira en accord avec cette croyance en concentrant son attention sur la présence policière. Le sujet finira par éprouver un sentiment de sécurité suffisamment fort sur les plans mental et émotionnel pour ne plus avoir peur, et son corps recommencera à fonctionner normalement.

Les messages oniriques révèlent les significations cachées derrière nos maladies sans être obligés de mettre à profit l'esprit conscient, lequel est bien connu pour sa capacité de créer un flot de pensées effrayantes qui aggravent les effets physiques. Dans l'état onirique, il n'y a pas d'émotions comme l'inquiétude ; il n'y a que de l'information. Voici un exemple de la façon dont fonctionnent les messages des rêves : c'est le cas d'une femme qui avait une bosse dans un sein. Après avoir reçu ce diagnostic, son esprit s'est fixé sur cette bosse ; constamment inquiète, cette femme se demandait si la protubérance était bénigne ou cancéreuse. Plus le temps passait, sans qu'elle obtienne de réponses à ses questions, et plus sa peur augmentait ; finalement, épuisés intellectuellement et émotionnellement, son corps et ses facultés ont cessé de fonctionner correctement.

Puis, en rêve, la femme a vu que la bosse n'était pas cancéreuse et elle a compris qu'il s'agissait plutôt d'un kyste synovial. Son rêve indiquait que sa colère et sa déception avaient pris la forme d'un petit dépôt toxique et que ces émotions s'étaient logées dans la région des seins. Le lendemain matin, la femme a soudain réalisé que sa crainte de la bosse était disparue et que son esprit n'était plus préoccupé par la présence de cette bosse. Plus tard, si le diagnostic vient confirmer le rêve, l'esprit sera prêt à lâcher prise et abandonner ces émotions parce qu'il pourra reconnaître qu'elles sont dommageables.

Si nous voulons apprendre à lire les messages que le corps nous envoie, nous avons tout intérêt à acquérir une meilleure compréhension du fonctionnement de ce corps et de ses merveilleuses capacités de guérison.

Notions fondamentales sur le corps humain

La plupart d'entre nous sommes curieux de connaître notre corps ; nous voulons comprendre son fonctionnement, découvrir pourquoi il devient malade et ce que nous pouvons faire pour favoriser le processus de guérison. Notre curiosité prend naissance pendant l'enfance, quand nous explorons notre corps avec nos mains et observons attentivement les mouvements de nos pieds et de nos mains. En grandissant, nous nous demandons où vont nos aliments quand nous les avalons, pourquoi nous allons aux toilettes, et pourquoi notre corps se modifie à la puberté. À l'âge adulte, le centre de notre attention passe de la curiosité à la résolution de problèmes. Au lieu de nous émerveiller de nos capacités physiques, nous voulons savoir ce que nous pouvons changer pour éliminer les bouffées de chaleur ou la maladie cardiaque. Nous voulons savoir pourquoi notre métabolisme change avec l'âge, pourquoi notre appareil digestif ne fonctionne pas aussi bien que lorsque nous étions jeunes, pourquoi nous avons des problèmes de sommeil et ce que nous pouvons faire pour redonner à notre corps la flexibilité et la santé qu'il possédait quand nous étions dans la vingtaine ou la trentaine. Le centre de notre attention passe de la curiosité à la prévention et, au lieu de prendre notre corps pour acquis, nous devenons presque obsédés par les soins à lui consacrer afin que lui-même puisse prendre soin de nous.

Nous devons commencer par acquérir certaines notions de base sur la façon dont les différentes parties de notre corps sont assemblées — son *anatomie* — et sur son fonctionnement — sa *physiologie*. En étudiant ces éléments ainsi que l'*homéostasie*, nous découvrons comment les organes, les glandes et tous les systèmes sont interdépendants, non seulement pour que le corps fonctionne correctement, mais pour sa survie même. Nous commençons à comprendre comment les pensées, les émotions, les attitudes, les croyances et les thèmes centraux affectent les différentes parties de l'organisme humain et pourquoi ils peuvent aussi détruire notre bien-être. Et nous comprenons pourquoi chaque partie doit fonctionner de façon optimale pour que nous puissions conserver une bonne santé.

On utilise le mot *homéostasie* pour parler de la tendance du corps à conserver un équilibre interne relativement stable grâce aux efforts coordonnés des organes et des systèmes, même lorsque certaines situations, circonstances et conditions externes posent problème. Même si sa traduction littérale est *statique* — une combinaison de *homeo* qui signifie semblable et de *stasis* qui signifie position — ce terme ne signifie pas vraiment que le fonctionnement du corps est invariable. Après tout, nous savons que le corps doit changer pour s'adapter et répondre à ses besoins, tant sur le plan interne qu'externe. L'homéostasie fait plutôt référence à un état d'équilibre dans lequel les opérations internes ne changent qu'à l'intérieur de marges étroites, de sorte que le fonctionnement général ne sera pas compromis. Quand le corps fonctionne de façon homéostatique, tous les organes, glandes et systèmes interagissent efficacement, ce qui permet de répondre aux besoins de l'environnement interne.

Cependant, quand les besoins du corps ne sont pas satisfaits et/ou lorsque ce dernier est sujet à des épisodes récurrents de stress ou de détresse émotionnelle, les modifications du fonctionnement interne dépassent les marges de changement acceptables et l'homéostasie est compromise. De fait, les différentes parties n'arrivent plus à communiquer efficacement entre elles. Résultat : les messages se traduisent par des courbatures, des douleurs, une tension musculaire, de l'inconfort, du stress, de la détresse émotionnelle et finalement, ils prennent la forme de maladies.

Avant d'étudier la localisation des émotions, attitudes, peurs et thèmes centraux dans le corps, examinons de plus près la structure physique et le fonctionnement de chaque partie.

— Les cellules sont le produit de la combinaison de molécules spécifiques et elles comptent parmi les plus petites unités constitutives de tous les êtres vivants ; non seulement elles accomplissent leurs tâches individuelles, mais elles jouent aussi un rôle au niveau du fonctionnement de chaque partie du corps humain. Bien qu'il n'y ait pas deux cellules exactement semblables, elles possèdent toutes les mêmes éléments de base : le nucléus, qui contient le matériel génétique, et la membrane plasmique, une barrière transparente qui enveloppe le contenu de la cellule et le sépare de l'environnement immédiat. *Dans les cellules, nous emmagasinons sous le mode énergétique les souvenirs de notre âme, les souvenirs qui possèdent une charge émotionnelle et les thèmes centraux associés aux événements de la vie, aux expériences et aux situations.*

— **Le tissu** est fait de groupes de cellules semblables qui ont une fonction commune. Il existe quatre principaux types de tissus : épithélial, conjonctif, nerveux et musculaire.

- *Tissu épithélial :* c'est le tissu des parois, des enveloppes et des glandes du corps. Le tissu glandulaire forme les diverses glandes du corps. Ce type de tissu ne possède pas de réserve de sang et c'est le tissu conjonctif qui lui fournit la nourriture et l'oxygène dont il a besoin. S'il est bien nourri, il demeure sain et il se régénère. *C'est une des zones où nous emmagasinons les émotions sous forme d'énergie, tout particulièrement la peur.*

- *Tissu conjonctif :* comme son nom l'indique, ce tissu relie les parties du corps. On le retrouve partout dans l'organisme et c'est le type de tissu qui est le plus abondant et le plus largement répandu. Il se divise en deux catégories :

  1. Rigide : os, cartilage et tissu conjonctif dense (tendons, ligaments et la couche inférieure de la peau).

  2. Doux : tissu conjonctif lâche et le sang.

C'est une des zones où nous emmagasinons sous forme d'énergie les croyances; ce tissu sert de connexion entre les croyances, les motifs fondamentaux et le comportement.

- *Tissu nerveux :* il reçoit et conduit les impulsions électro-chimiques d'une région du corps à une autre. Il intervient dans le processus de guérison, car il stimule les réactions inflammatoires ainsi que le système immunitaire de l'organisme. Il travaille aussi de concert avec les autres tissus pour favoriser le processus de guérison.

- *Tissu musculaire :* hautement spécialisé, ce tissu joue un rôle dans l'étirement et la contraction : c'est lui qui produit le mouvement. Il existe plusieurs types de tissus musculaires, entre autres, le tissu squelettique, cardiaque et lisse. Le tissu squelettique tire sur les os et la peau pour créer un mouvement et il est contrôlé volontairement. Le tissu cardiaque contracte le cœur et il est contrôlé de façon involontaire. Le tissu lisse se retrouve dans les parois de l'estomac, de la vessie, de l'utérus et des vaisseaux sanguins. Ses mouvements sont aussi contrôlés involontairement. *C'est une des zones où nous emmagasinons les émotions sous forme d'énergie.*

— Les organes sont composés de deux types de tissus ou plus; chaque organe remplit une fonction spécifique indépendante et interdépendante avec les autres organes. À ce niveau, des fonctions extrêmement complexes deviennent possibles. Par exemple, l'intestin grêle est responsable de la digestion et de l'absorption des aliments, et il est composé de quatre types de tissus différents. Chaque organe a un rôle à jouer, et en travaillant tous ensemble, ils favorisent le maintien de l'homéostasie du corps. *C'est une des zones où nous emmagasinons sous forme d'énergie les émotions et les attitudes.*

— **Les glandes** consistent en une ou plusieurs cellules qui fabriquent et sécrètent une substance particulière appelée hormone. Il existe deux sortes de glandes :

- *Exocrine* : ces glandes possèdent des conduits par lesquels les sécrétions se déversent à la surface du tissu épithélial. On peut mentionner, entre autres, les glandes sudoripares, les glandes sébacées, le foie et le pancréas. *Nous emmagasinons dans ces zones les émotions sous forme d'énergie.*

- *Endocrine* : il y a sept glandes endocrines dans l'organisme : l'épiphyse, l'hypophyse, la thyroïde, le thymus, les surrénales, le pancréas et les organes reproducteurs (ovaires et testicules). Il y a aussi une huitième glande, la rate, où, selon les métaphysiciens, est entreposée sous forme d'énergie toute la colère que l'on dirige contre soi-même. *Nous emmagasinons les émotions et les attitudes dans ces zones sous forme énergétique.*

— **Les systèmes** sont des groupes d'organes qui coopèrent pour réaliser un objectif commun. Ils permettent au corps de fonctionner en synchronisme. Un système révèle la physiologie du corps, c'est-à-dire la façon dont il fonctionne. Un exemple : le système digestif qui est composé de l'œsophage, l'estomac, l'intestin grêle et le gros intestin ainsi que le rectum. Quand toutes ces composantes travaillent de concert, elles permettent aux aliments de circuler de façon à ce qu'ils se décomposent correctement et qu'ils puissent être absorbés par le sang pour alimenter toutes les cellules. Voici les principaux systèmes de l'organisme :

- Le *système tégumentaire* : c'est la peau qui imperméabilise le corps et le protège ; elle protège également les couches de tissus plus profondes contre les blessures. Elle sécrète du sel et de l'urée par la transpiration et facilite la régulation de la température corporelle. Des récepteurs pour la température, la pression et la douleur nous préviennent de ce qui se produit à l'extérieur. Ce système contient des pores neurohormonaux qui reçoivent de l'extérieur de l'information sous forme d'énergie ; il fait aussi partie du système vasculaire autonome. *C'est par la peau que chaque pensée, émotion et attitude est reçue sur le plan externe avant d'être transmise au système nerveux qui en assurera la répartition.*

- Le *système squelettique* comprend les os, le cartilage, les ligaments et les articulations. Il soutient le corps et procure la structure dont les muscles squelettiques ont besoin pour initier un mouvement. Il exerce aussi une fonction protectrice en soutenant les organes. *Ce système emmagasine les croyances, les peurs et les thèmes centraux.*

- Le *système musculaire* n'a qu'une fonction : c'est de faciliter le mouvement. Ces muscles sont différents des muscles cardiaques et d'autres organes creux qui véhiculent les fluides. *Ce système emmagasine les émotions.*

- Le *système nerveux* est le principal système de contrôle à action rapide. Il est composé du cerveau, de la moelle épinière, des nerfs, des méridiens, des récepteurs sensoriels, des cinq sens physiques et des pores neurohormonaux présents dans la peau. Il répond aux changements internes et externes en activant les troncs nerveux des muscles, les glandes et les organes appropriés. Il comprend les systèmes suivants : nerveux central, autonome, autonome vasculaire et sensoriel. *Ce système emmagasine les thèmes centraux.*

- Le *système endocrinien*, tout comme le système nerveux, contrôle les activités du corps, mais il agit beaucoup plus lentement. Il sécrète des hormones qui régulent certains processus tels que la croissance, la reproduction et le métabolisme. Il comprend l'épiphyse, l'hypophyse, la thyroïde, le thymus, les surrénales ainsi que le pancréas, les ovaires chez la femme et les testicules chez l'homme. Les glandes de ce système ne sont pas reliées sur le plan anatomique de la même façon que les parties des autres systèmes organiques. Elles sont contrôlées par des sécrétions et non par des impulsions électrochimiques. *Ce système emmagasine les émotions.*

- Le *système cardiovasculaire* comprend le cœur, les artères, les veines et les vaisseaux. Il a la responsabilité d'amener le sang riche en oxygène, en nutriments, hormones et autres substances dans toutes les parties du corps. Il débarrasse aussi l'organisme des déchets tels que le gaz carbonique, les toxines, les bactéries ainsi que les cellules mortes ou cancéreuses. *Ce système emmagasine les émotions et les attitudes.*

- Le *système lymphatique* aide le système cardiovasculaire en débarrassant l'organisme de certains matériaux inutiles et en protégeant le corps contre les intrus qui pourraient causer des dommages. Il est composé des vaisseaux lymphatiques, des ganglions lymphatiques, de la rate et des amygdales, et il joue un rôle indispensable dans la réaction immunitaire. Il est aussi responsable du retour dans les vaisseaux du fluide qui s'échappe du sang de façon à ce que ce dernier puisse circuler continuellement à travers tout le corps. *Ce système emmagasine les attitudes. L'immunité ou la vulnérabilité de l'organisme dépend principalement de l'attitude qu'un sujet adopte face à la vie, de sa vision optimiste ou pessimiste.*

- Le *système respiratoire* voit à ce que le corps soit constamment approvisionné en oxygène, tout en éliminant en même temps le gaz carbonique. Il est composé des voies nasales, du pharynx, du larynx, de la trachée, des bronches et des poumons. Les échanges gazeux se produisent à travers les parois des sacs d'air des poumons. *Ce système emmagasine les émotions, les attitudes et les thèmes centraux.*

- Le *système digestif* est un tube continu qui part de la bouche pour se rendre à l'anus. Son rôle est de décomposer les aliments et de déverser leurs sous-produits dans le sang pour que les cellules puissent les assimiler. Toute matière non digérée est éliminée par les intestins. Il est composé de la bouche, l'œsophage, l'estomac, l'intestin grêle, le gros intestin et le rectum. Le foie et la vésicule biliaire sont aussi considérés comme des composantes de ce système. Bien qu'il fasse également partie du système endocrinien, le pancréas transmet des enzymes de la digestion à l'intestin grêle de sorte qu'on l'inclut aussi dans le système digestif. *Ce système emmagasine les émotions, les croyances et les thèmes centraux.*

- Le *système urinaire* produit des déchets, puis il les élimine de l'organisme via les reins, l'uretère, la vessie et l'urètre. Il remplit aussi d'autres fonctions importantes : conserver l'équilibre entre l'eau et le sel dans l'organisme et l'équilibre acide-base du sang. *Ce système emmagasine les émotions.*

- Le *système reproducteur* est composé des ovaires (chez la femme) et des testicules (chez l'homme) et il fait partie du système endocrinien. *Ce système emmagasine les émotions, particulièrement la peur et l'amour, les croyances ainsi que les thèmes centraux. Il a un impact majeur sur la perception que nous avons de nous-mêmes et nos interactions avec les autres.*

Le corps a quand même besoin de notre aide

En plus de tout surveiller, réguler et réparer lui-même, le corps possède la capacité innée de se maintenir, c'est-à-dire de continuer à fonctionner même lorsque certaines parties ne fonctionnent pas correctement ou ont été enlevées. Par exemple, le foie peut encore fonctionner quand plus des deux tiers de cet organe ont été détruits. (En réalité, exception faite de la peau, le foie est le seul organe qui peut se régénérer lui-même si une de ses parties a été endommagée ou enlevée.) Un patient peut avoir une vie presque normale même lorsqu'on lui a enlevé un poumon, aussi longtemps que l'autre poumon fonctionne correctement. Le système immunitaire peut continuer à jouer son rôle, combattre et détruire les intrus même lorsque la rate, laquelle fait partie intégrante de ce système, a été enlevée. Dans le cas d'un accident vasculaire cérébral, si une petite portion du tissu cérébral est détruite, le cerveau trouvera d'autres voies neurologiques afin de compenser les dommages. Et même lorsque les gens font une crise cardiaque, ils peuvent continuer à vivre pleinement et longtemps.

Malgré le fait qu'il soit capable de se remettre d'un AVC, d'une crise cardiaque et même d'un cancer, le corps semble toutefois incapable d'éliminer les facteurs psychologiques cachés qui le rongent lentement et insidieusement et l'épuisent au point de le détruire. Tout magnifique qu'il soit, le corps a quand même besoin de notre aide pour éliminer tous les facteurs — sur les plans mental, émotionnel et physique — qui sont responsables de son effondrement. Nous devons décoder ses messages et concentrer notre attention sur les zones où nous éprouvons de la douleur ou un malaise, et où une maladie peut se développer. Il a besoin que nous réagissions aussitôt que nous recevons ses messages, sans attendre que la situation se dégrade et devienne plus grave.

Plus important encore, nous devons modifier nos vieux schémas pour aider notre corps. Tout ce dont nous avons besoin, c'est de savoir où chercher.

CHAPITRE II

Cartographier les facteurs cachés de la maladie dans le corps

L'approche psycho-spirituelle de la guérison exige que nous éliminions tous les facteurs qui empêchent l'organisme de fonctionner correctement. Cela signifie que nous devons éliminer les émotions et les attitudes retenues dans les organes, les glandes et les muscles, ainsi que les peurs, croyances et thèmes centraux logés dans la colonne vertébrale et le système nerveux. Ce serait facile si nous savions précisément où les trouver, n'est-ce pas ? La cartographie et les graphiques de ce chapitre vous aideront à trouver cette information.

Il est important de se rappeler que l'intention derrière chaque expérience est de nous faire avancer au cours de notre voyage évolutif. Gardez à l'esprit que nous faisons toujours des progrès, même quand nous croyons que ce n'est pas le cas. Nous ne sommes jamais immobilisés : seules nos pensées le sont quand nous les reproduisons par notre comportement. La maladie est le reflet d'une façon de penser ; elle ne signifie pas que nous sommes en perte de vitesse. Des maladies spécifiques sont le résultat naturel sur le plan physique de certaines pensées et de certaines réactions émotionnelles qui subsistent dans certaines parties précises de notre corps.

Voici un exemple de cartographie ; vous verrez comment ce processus peut nous aider à découvrir les facteurs cachés des maladies, comprendre les messages envoyés par le corps et utiliser l'information pour amorcer le processus de guérison.

Le diabète est le résultat d'un fonctionnement inadéquat du pancréas, l'organe qui retient les charges émotionnelles du chagrin, de la tristesse et de la haine. Les attitudes pessimistes entreposées dans cet organe sont : la faible estime de soi, le sentiment d'impuissance, l'amertume et le désespoir. Dans le cas du diabète, le message métaphorique du corps est que vous avez perdu votre joie de vivre, votre passion pour les choses qui ont de l'importance pour vous et la douceur de vivre.

Après avoir obtenu cette information, vous êtes prêt à l'utiliser dans le processus de guérison. Vous pouvez commencer par relier ce que vous avez appris à un souvenir chargé de chagrin, de tristesse et de colère — un souvenir de votre enfance qui vous a procuré un sentiment d'impuissance et qui a contribué à réduire l'estime que vous avez de vous-même. Après avoir identifié le souvenir et les émotions, vous êtes prêt à les modifier. Ne vous souciez pas de changer vos attitudes ; elles se transformeront naturellement quand vous aurez éliminé les émotions qui les soutiennent.

Posez-vous cette question : *Quelles émotions puis-je éprouver qui pourraient faire disparaître les émotions négatives ?* Remplacez le chagrin par le plaisir, la tristesse par la joie et la haine par l'amour. Pour vous assurer que les anciennes émotions et attitudes ne réapparaîtront pas dans votre pancréas, cessez de nourrir la tristesse avec des sucreries. Au lieu de cela, faites quelque chose qui vous rend heureux, quelque chose que vous aimez faire.

L'histoire derrière la cartographie et les graphiques

Les graphiques présentés ici sont le résultat de plus de 15 ans d'études, de recherches, d'observations et d'interactions avec des centaines de personnes qui sont venues me voir pour obtenir une lecture intuitive médicale. Mon travail m'a permis de découvrir assez tôt que les maladies possédaient leurs propres schémas de facteurs psychologiques, quel que soit le type de personnalité, l'âge du sujet, son origine ethnique ou le conditionnement individuel qu'il avait subi. Les messages du corps concernant des troubles spécifiques étaient toujours les mêmes, invariablement, ils affectaient les mêmes parties spécifiques du corps. Je découvrais toujours la peur dans l'orifice de l'oreillette droite du cœur, la vessie, les organes reproducteurs (tant masculins que féminins), et le plexus spinal. Je découvrais toujours la colère dans le ventricule droit du cœur et dans le foie, et lorsque le sujet dirigeait sa colère contre lui-même, dans la rate. Comme les organes, les glandes et les systèmes sont tous interconnectés et interdépendants, je découvrais une cohérence dans les croyances et les thèmes centraux à travers tout l'organise, et je découvrais qu'ils s'alimentaient les uns les autres suivants leurs charges émotionnelles.

Cependant, l'information fournie par les graphiques n'est pas complète. Je n'ai cartographié que les expressions émotionnelles les plus fortes, celles qui semblent avoir l'impact le plus grand sur le fonctionnement de l'organisme. Il existe de multiples possibilités, tout comme il existe une grande variété de personnes. C'est vrai également pour les peurs et les thèmes centraux : je n'ai cartographié que les principaux. N'oubliez pas ce principe : en vous proposant ces graphiques, je veux vous aider à lancer le processus qui consiste à dévoiler les facteurs cachés derrière la maladie, afin que vous puissiez amorcer le processus de guérison en les éliminant. Et n'oubliez pas que vous contribuez à votre propre guérison.

Conseils pour l'utilisation de l'information fournie par les graphiques

La meilleure approche pour utiliser cette information est celle-ci, il faut la considérer pour ce qu'elle est : une information. Si vous décidez de fouiller plus en profondeur dans votre coffre psychologique, je vous suggère de travailler avec un professionnel qualifié dans le domaine de la santé mentale, un médecin ou un membre du clergé. Si vous éprouvez une douleur ou un malaise dans n'importe quelle partie du corps indiquée dans les graphiques ou encore, si vous avez reçu un diagnostic pour une maladie précise, vous pouvez utiliser votre intuition pour décider si l'information que vous trouvez dans ce livre s'applique à votre situation.

Il y a plusieurs façons d'utiliser l'information. Vous pouvez commencer par identifier les symptômes et prendre conscience de la région de votre corps où vous les ressentez — mais les symptômes ne sont pas à l'origine du problème. Ils ne sont que l'expression exacerbée qui s'est déplacée dans une autre région du corps et qui attire finalement l'attention de l'esprit. Par exemple, du muguet dans la bouche est un symptôme ; le site d'origine est l'intestin grêle où il prend la forme de la candidose. C'est pourquoi vous devez étudier tous vos symptômes, retracer leur origine, puis découvrir les facteurs dans cette partie du corps.

Deuxièmement, si vous tombez malade ou ressentez certains symptômes, il serait sage de retourner mentalement trois jours avant le moment où vous avez remarqué que quelque chose clochait, parce que c'est souvent durant cette période de temps que votre corps commence à envoyer de subtiles messages pour vous prévenir que quelque chose ne va pas. Qu'est-ce qui se passait dans votre vie ? Deviez-vous supporter beaucoup de stress ? Une dispute ou un événement lié à une crainte est-il venu vous bouleverser ? Examinez ces questions : est-ce qu'un vieux schéma familier a refait son apparition ? Vous êtes-vous retrouvé dans une situation où vous vous êtes dit : « c'est moi tout craché » ? Si c'est le cas, examinez attentivement les émotions que vous avez éprouvées et les pensées qui ont alors traversé votre esprit. Une autre personne était-elle impliquée dans la situation ? Était-ce un homme ou une femme ? Cette situation vous rappelle-t-elle un événement survenu pendant votre enfance et dont un élément pourrait être associé à votre mère ou votre père ? Toutes ces réponses vous fourniront des pistes pour comprendre pourquoi vous êtes aux prises avec ces problèmes et ce que vous pouvez faire pour les résoudre.

Prêtez attention aux mots que vous utilisez pour décrire votre maladie ou vos symptômes. Ne vous attachez pas à ces mots et ne vous identifiez pas à eux, car ils symbolisent ce qui se passe dans votre corps. Par exemple, si vous dites : « Mon patron est casse-pieds », avez-vous mal aux pieds ? Si vous déclarez : « Cette activité m'écœure », avez-vous des problèmes d'estomac ? Ou si vous dites d'un ton brusque : « Je suis très irrité contre moi-même », êtes-vous aux prises avec des éruptions cutanées, une poussée de l'herpès virus ou un problème de vésicule biliaire ? Les métaphores que nous utilisons pour expliquer ce que nous ressentons nous affectent sur le plan physique.

Finalement, demandez-vous ceci : *Qu'est-ce que cette maladie ou ce symptôme m'empêche de faire ?* Que pourriez-vous accomplir si vous n'étiez pas malade ? Ces questions vous indiquent habituellement le site d'origine du problème et dévoile les croyances et thèmes centraux associés à cette partie du corps. N'oubliez pas que les croyances et les thèmes centraux créent des perceptions déformées de vous-même. Si vous vous surprenez à penser à ce que vous feriez si vous n'étiez pas malade (marcher, par exemple), il y a de fortes chances pour que le site du symptôme soit les pieds ou les genoux, et que l'origine se trouve quelque part dans la partie inférieure de votre dos. C'est là que se loge la peur de l'inconnu et le thème central de la perte de contrôle.

Si nous prenons du recul et examinons ce que nous disons et ce que notre corps communique, et si nous prêtons attention à nos pensées, nous réalisons que le processus de dévoilement des facteurs cachés derrière les symptômes et la maladie est, en réalité, très logique. Cependant, contrairement à ce que notre conditionnement nous a incités à croire, si nous devons choisir entre la logique et les émotions... les émotions gagneront toujours.

Cartographie des émotions et attitudes dans les principaux organes (face antérieure)

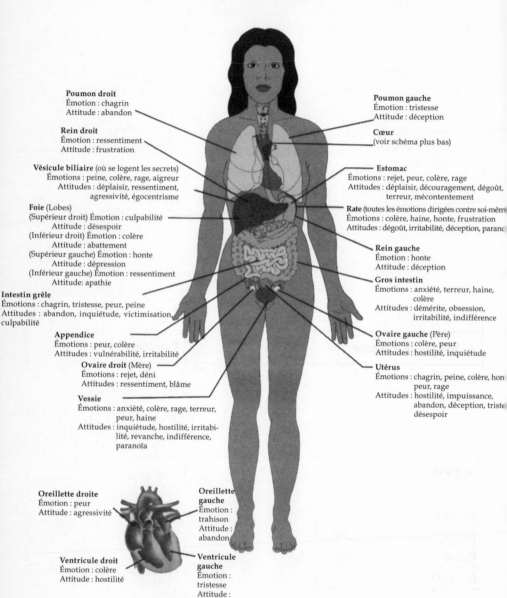

Poumon droit
Émotion : chagrin
Attitude : abandon

Rein droit
Émotion : ressentiment
Attitude : frustration

Vésicule biliaire (où se logent les secrets)
Émotions : peine, colère, rage, aigreur
Attitudes : déplaisir, ressentiment, agressivité, égocentrisme

Foie (Lobes)
(Supérieur droit) Émotion : culpabilité
Attitude : désespoir
(Inférieur droit) Émotion : colère
Attitude : abattement
(Supérieur gauche) Émotion : honte
Attitude : dépression
(Inférieur gauche) Émotion : ressentiment
Attitude: apathie

Intestin grêle
Émotions : chagrin, tristesse, peur, peine
Attitudes : abandon, inquiétude, victimisation, culpabilité

Appendice
Émotions : peur, colère
Attitudes : vulnérabilité, irritabilité

Ovaire droit (Mère)
Émotions : rejet, déni
Attitudes : ressentiment, blâme

Vessie
Émotions : anxiété, colère, rage, terreur, peur, haine
Attitudes : inquiétude, hostilité, irritabilité, revanche, indifférence, paranoïa

Poumon gauche
Émotion : tristesse
Attitude : déception

Cœur
(voir schéma plus bas)

Estomac
Émotions : rejet, peur, colère, rage
Attitudes : déplaisir, découragement, dégoût, terreur, mécontentement

Rate (toutes les émotions dirigées contre soi-même)
Émotions : colère, haine, honte, frustration
Attitudes : dégoût, irritabilité, déception, paranoïa

Rein gauche
Émotion : honte
Attitude : déception

Gros intestin
Émotions : anxiété, terreur, haine, colère
Attitudes : démérite, obsession, irritabilité, indifférence

Ovaire gauche (Père)
Émotions : colère, peur
Attitudes : hostilité, inquiétude

Utérus
Émotions : chagrin, peine, colère, honte, peur, rage
Attitudes : hostilité, impuissance, abandon, déception, tristesse, désespoir

Oreillette droite
Émotion : peur
Attitude : agressivité

Oreillette gauche
Émotion : trahison
Attitude : abandon

Ventricule droit
Émotion : colère
Attitude : hostilité

Ventricule gauche
Émotion : tristesse
Attitude : désespoir

Organes	Émotions	Attitudes
1. *Poumons*		
(poumon droit)	Chagrin	Abandon
(poumon gauche)	Tristesse	Déception
2. *Cœur*		
(oreillette droite supérieure)	Peur	Agressivité
(ventricule droit inférieur)	Colère	Hostilité
(oreillette gauche supérieure)	Trahison	Abandon
(ventricule gauche inférieur)	Tristesse	Désespoir
3. *Estomac*	Rejet	Déplaisir
	Peur	Découragement
	Colère	Dégoût
	Rage	Terreur
	Hostilité	Mécontentement
4. *Vésicule biliaire*	Peine	Déplaisir
(où se logent les secrets)	Colère	Ressentiment
	Rage	Agressivité
	Amertume	Égocentrisme
5. *Foie*		
(lobe supérieur droit)	Culpabilité	Désespoir
(lobe inférieur droit)	Colère	Abattement
(lobe supérieur gauche)	Honte	Dépression
(lobe inférieur gauche)	Ressentiment	Apathie
6. *Rate*	Colère	Dégoût
(toutes émotions dirigées contre soi-même)	Haine	Irritabilité
	Honte	Déception
	Frustration	Paranoïa

7. Reins		
(rein droit)	Ressentiment	Frustration
(rein gauche)	Honte	Déception
(deux reins)	Terreur	Découragement
8. Gros intestin	Anxiété	Démérite
	Terreur	Obsession
	Haine	Irritabilité
	Colère	Indifférence
9. Intestin grêle	Chagrin	Abandon
	Tristesse	Inquiétude
	Peur	Victimisation
	Peine	Culpabilité
10. Appendice	Peur	Vulnérabilité
	Colère	Irritabilité
11. Vessie	Anxiété	Inquiétude
	Colère	Hostilité
	Rage	Irritabilité
	Terreur	Revanche
	Peur	Indifférence
	Haine	Paranoïa
12. Utérus	Chagrin	Hostilité
	Peine	Impuissance
	Colère	Abandon
	Honte	Déception
	Peur	Tristesse
	Rage	Désespoir
13. Ovaire droit	Rejet	Ressentiment
(Mère)	Déni	Blâme
14. Ovaire gauche	Colère	Hostilité
(Père)	Peur	Inquiétude

Cartographie des émotions et attitudes dans les glandes endocriniennes (face antérieure)

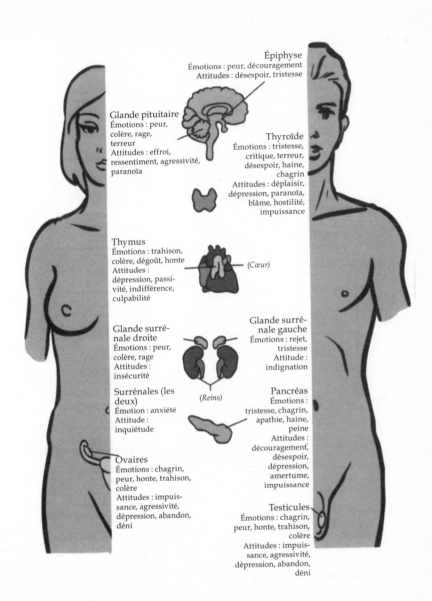

Épiphyse
Émotions : peur, découragement
Attitudes : désespoir, tristesse

Glande pituitaire
Émotions : peur, colère, rage, terreur
Attitudes : effroi, ressentiment, agressivité, paranoïa

Thyroïde
Émotions : tristesse, critique, terreur, désespoir, haine, chagrin
Attitudes : déplaisir, dépression, paranoïa, blâme, hostilité, impuissance

Thymus
Émotions : trahison, colère, dégoût, honte
Attitudes : dépression, passivité, indifférence, culpabilité

(*Cœur*)

Glande surrénale droite
Émotions : peur, colère, rage
Attitudes : insécurité

Glande surrénale gauche
Émotions : rejet, tristesse
Attitude : indignation

Surrénales (les deux)
Émotion : anxiété
Attitude : inquiétude

(*Reins*)

Pancréas
Émotions : tristesse, chagrin, apathie, haine, peine
Attitudes : découragement, désespoir, dépression, amertume, impuissance

Ovaires
Émotions : chagrin, peur, honte, trahison, colère
Attitudes : impuissance, agressivité, dépression, abandon, déni

Testicules
Émotions : chagrin, peur, honte, trahison, colère
Attitudes : impuissance, agressivité, dépression, abandon, déni

Organes	Émotions	Attitudes
1. *Épiphyse*	Peur	Désespoir
	Découragement	Tristesse
2. *Glande pituitaire*	Peur	Effroi
	Colère	Ressentiment
	Rage	Agressivité
	Terreur	Paranoïa
3. *Thyroïde*	Tristesse	Déplaisir
	Critique	Dépression
	Terreur	Paranoïa
	Désespoir	Blâme
	Haine	Hostilité
	Chagrin	Impuissance
4. *Thymus*	Trahison	Dépression
	Colère	Passivité
	Dégoût	Indifférence
	Honte	Culpabilité
5. *Glandes surrénales*		
(droite)	Peur/colère/rage	Insécurité
(gauche)	Rejet/tristesse	Indignation
(les deux)	Anxiété	Inquiétude
6. *Pancréas*	Tristesse	Découragement
	Chagrin	Désespoir
	Apathie	Dépression
	Haine	Amertume
	Peine	Impuissance
7. *Testicules/ovaires*	Chagrin	Impuissance
	Peur	Agressivité
	Honte	Dépression
	Trahison	Abandon
	Colère	Déni

Cartographie des émotions dans les muscles du dos
(face postérieure)

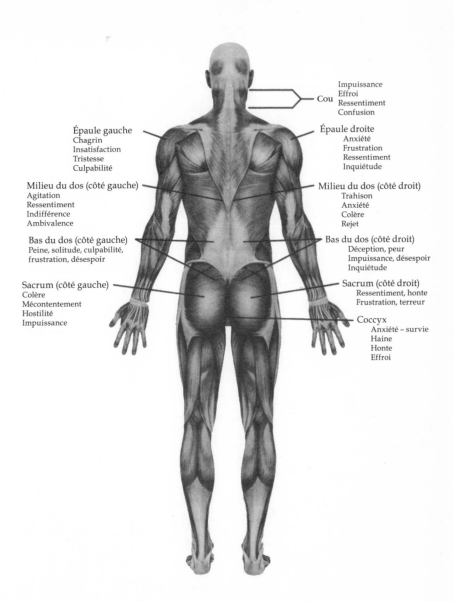

Cou
Impuissance
Effroi
Ressentiment
Confusion

Épaule gauche
Chagrin
Insatisfaction
Tristesse
Culpabilité

Épaule droite
Anxiété
Frustration
Ressentiment
Inquiétude

Milieu du dos (côté gauche)
Agitation
Ressentiment
Indifférence
Ambivalence

Milieu du dos (côté droit)
Trahison
Anxiété
Colère
Rejet

Bas du dos (côté gauche)
Peine, solitude, culpabilité,
frustration, désespoir

Bas du dos (côté droit)
Déception, peur
Impuissance, désespoir
Inquiétude

Sacrum (côté gauche)
Colère
Mécontentement
Hostilité
Impuissance

Sacrum (côté droit)
Ressentiment, honte
Frustration, terreur

Coccyx
Anxiété – survie
Haine
Honte
Effroi

Région	Centre	Côté droit	Côté gauche
Cou	Impuissance		
	Effroi		
	Ressentiment		
	Confusion		
Épaules		Anxiété	Chagrin
		Frustration	Tristesse
		Ressentiment	Insatisfaction
		Inquiétude	Culpabilité
Milieu du dos		Trahison	Agitation
		Anxiété	Ressentiment
		Colère	Indifférence
		Rejet	Ambivalence
Bas du dos		Déception	Peine
		Impuissance	Désespoir
		Inquiétude	Culpabilité
		Peur	Frustration
		Désespoir	Solitude
Sacrum		Ressentiment	Colère
		Frustration	Mécontentement
		Honte	Hostilité
		Terreur	Impuissance
Coccyx	Anxiété — survie		
(Dernière vertèbre)	Haine		
	Honte		
	Effroi		

La colonne vertébrale... la corde de sécurité de l'âme, du corps et de l'esprit

La plupart des gens qui ressentent de la douleur, un malaise, des symptômes ou qui se sentent malades se tournent vers les autres pour obtenir de l'aide. Ce n'était pas différent il y a des milliers d'années. Cependant, les métaphysiciens des temps anciens diagnostiquaient les maladies et les traitaient de façon bien différente, même si aujourd'hui nous souffrons de nombreux problèmes ayant les mêmes causes. Au lieu d'étudier les symptômes, comme on le fait aujourd'hui, ils identifiaient l'état mental du sujet pour déterminer le traitement. Ils croyaient que le seul ennemi du corps et de la santé était la piètre qualité des pensées et que lorsque le monde extérieur dominait les pensées du monde intérieur, alors la maladie apparaissait. Par conséquent, ils commençaient par éliminer les idées malsaines du patient, puis ils traitaient ensuite son corps.

Les métaphysiciens adoptaient aussi une approche différente pour établir un diagnostic et localiser l'origine de la maladie. Alors que les médecins d'aujourd'hui examinent les organes, les glandes et leur fonctionnement, les médecins d'autrefois examinaient la colonne vertébrale. Ils considéraient cette dernière comme une corde de sécurité qui reliait l'âme, l'esprit et le corps et ils croyaient que la maladie résultait d'une rupture en quelque sorte dans la communication au niveau des troncs des nerfs rachidiens ou d'une obstruction de la circulation du liquide rachidien. Ils croyaient pouvoir découvrir, par l'observation de la colonne vertébrale, non seulement l'endroit où la rupture se produisait mais aussi la cause sous-jacente.

La colonne vertébrale

La colonne vertébrale est flexible ; elle est composée de 33 vertèbres formant le tronc qui relie la tête et le corps. Les métaphysiciens associaient le tronc humain au Tronc de la Vie, lequel représente l'unité de l'âme, de l'esprit et du corps et la façon dont ces composantes interagissent : ce qui rend possible l'évolution simultanée et la communication entre tous les aspects de l'humanité. Ainsi, selon leur perception de la maladie, tout dommage au tronc altère le processus de communication, et voilà pourquoi ils parlaient de déconnexion ou rupture.

Les vertèbres sont essentiellement des os empilés les uns sur les autres ; cette structure creuse protège la moelle épinière et le liquide rachidien qui y circule. Les métaphysiciens croyaient que la moelle épinière était la manifestation de l'âme dans le corps physique, et que le fluide était la source de vie de l'âme. Contrairement à la médecine contemporaine ou la médecine chinoise qui divise la colonne vertébrale en cinq parties, les métaphysiciens identifiaient six parties et croyaient qu'ils pouvaient découvrir les facteurs responsables de la maladie à l'intérieur de ceux-ci. Les noms de ces six groupes correspondent à la position qu'ils occupent dans le corps :

1. *Atlas*, la première vertèbre de la colonne cervicale.
2. *Cervicales*, 6 vertèbres.
3. *Thoraciques*, 12 vertèbres.
4. *Lombaires*, 5 vertèbres.
5. *Sacrum*, 5 vertèbres.
6. *Coccyx*, 4 vertèbres.

Toujours selon cette théorie, le coccyx serait la partie la plus rudimentaire, parce qu'il permettrait d'intégrer l'âme au corps physique. Les métaphysiciens considéraient également la partie de la colonne vertébrale, au niveau du thorax, comme une sorte de miroir réfléchissant les pensées créées dans le monde extérieur. Par conséquent, pour établir un diagnostic, ils commençaient leurs investigations dans cette section et vérifiaient s'il y avait rupture ; puis ils remontaient tout le long de la colonne afin de voir si les pensées avaient provoqué une rupture avec l'âme ; ou encore ils examinaient la colonne en descendant pour voir si un lien avec le corps avait été endommagé. C'était une façon très efficace de déterminer la cause de la maladie.

Partout, dans l'histoire de la médecine, on trouve des écrits révélant que la colonne vertébrale était considérée comme un outil efficace pour déterminer la nature de la maladie ; on explique aussi comment elle était utilisée pour dévoiler les facteurs responsables sur le plan physique et psychique. Encore aujourd'hui, dans le domaine des traitements chiropratiques, un ajustement mineur au niveau de la colonne permet parfois de rétablir le courant entre l'esprit, le corps et l'âme afin que ces composantes puissent travailler de concert, en coopérant.

La cartographie corporelle de Ritberger (The Ritberger Body Mapping™) :
Processus de diagnostic par l'examen de la colonne vertébrale

Le processus de diagnostic par l'examen de la colonne vertébrale que j'ai développé dans le but de découvrir les facteurs cachés derrière la maladie tient compte de plusieurs a priori :

- La nature du corps est de toujours rechercher l'homéostasie, et il y parviendra s'il peut demeurer à l'intérieur des marges étroites de celle-ci.

- La cause de la maladie est associée aux pensées, émotions, attitudes, croyances et thèmes centraux qui se fixent dans notre mémoire et pousse le sujet à adopter un comportement non naturel et à faire des compromis.

- Six peurs sont communes à tous les gens :

  1. La survie ;
  2. L'inconnu ;
  3. L'abandon ;
  4. La trahison ;
  5. Le rejet ;
  6. La mort.

  Elles sont toutes étroitement liées et elles sont à la source de toutes les aberrations et autres peurs.

- Les os du corps emmagasinent les croyances et les thèmes centraux.

- La colonne vertébrale est divisée en six parties et chacune d'elle est associée à des peurs, des thèmes centraux et des croyances de base.

Voici un schéma de la colonne vertébrale où l'on retrouve tous ces facteurs ; l'objectif est d'identifier l'origine des maladies, leur nature et les facteurs cachés derrière celles-ci.

Les six principales peurs et leur emplacement dans la colonne vertébrale

Atlas : peur de mourir
Cervicale : peur du rejet
Thoracique : peur d'être trahi
Lombaire : peur de l'abandon
Sacrum : peur de l'inconnu
Coccyx : peur entourant la survie

Les six principales peurs et leur emplacement dans les régions de la colonne vertébrale

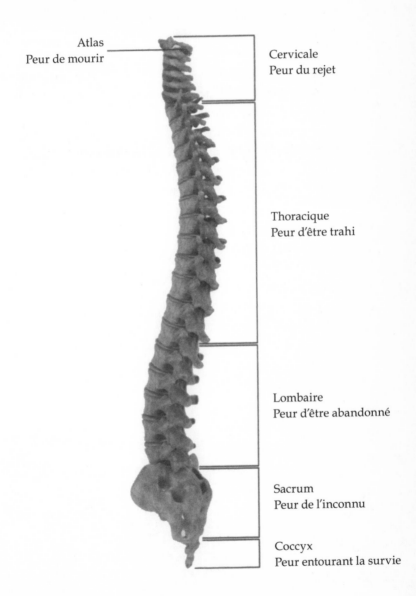

Atlas
Peur de mourir

Cervicale
Peur du rejet

Thoracique
Peur d'être trahi

Lombaire
Peur d'être abandonné

Sacrum
Peur de l'inconnu

Coccyx
Peur entourant la survie

Les six principaux thèmes centraux
et leur emplacement dans la colonne vertébrale

Atlas : manque de joie
Cervicale : manque d'acceptation
Thoracique : manque de soutien
Lombaire : manque d'amour
Sacrum : manque de contrôle
Coccyx : manque de sécurité

Les six principaux thèmes centraux et leur emplacement dans les régions de la colonne vertébrale

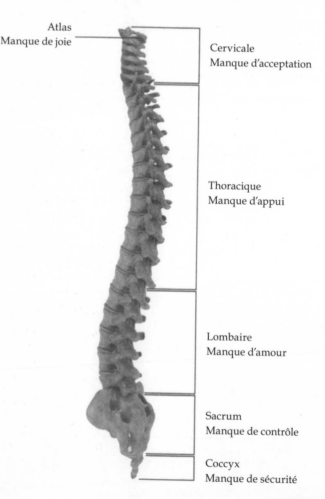

Atlas
Manque de joie

Cervicale
Manque d'acceptation

Thoracique
Manque d'appui

Lombaire
Manque d'amour

Sacrum
Manque de contrôle

Coccyx
Manque de sécurité

Corrélations entre les croyances et les thèmes centraux

Cette liste de croyances n'est pas exhaustive. C'est un exemple de la façon dont les thèmes centraux viennent appuyer les croyances individuelles. Il existe autant de croyances que d'expressions des émotions et de types d'individus.

Emplacement	Thème central	Croyances
Atlas	Manque de joie	La vie est difficile.
		La vie est une lutte.
		Je déteste ma vie.
		Je me sens oppressé.
		Je me sens coincé.
		J'en ai ras le bol.
		Je me sens si désorienté.
		Y parviendrai-je un jour?
		Qu'en est-il de mes besoins?
Cervicale	Manque d'acceptation	Je suis mauvais.
		Je n'ai aucune valeur personnelle.
		Je me soucie de ce que les autres pensent de moi.
		J'essaie, mais ce n'est jamais assez bien.
		Personne ne m'apprécie.
		Tout ce que je voudrais c'est qu'on m'écoute.
		Je ne suis pas comme les autres.
		Personne ne m'aime.

Emplacement	Thème central	Croyances
Thoracique	Manque d'appui	J'aide tout le monde, mais personne ne m'aide.
		C'est mon devoir d'être responsable et de régler les problèmes.
		Si je ne le fais pas, qui le fera ?
		Personne n'écoute ce que j'ai à dire.
		J'ai du mal à faire confiance aux autres.
		J'essaie d'aider les autres, mais ils ne l'apprécient pas.
		Je préfère être seul qu'être avec une personne qui ne se soucie pas de moi.
		J'en ai assez de tout faire par moi-même.
Lombaire	Manque d'amour	Je ne suis pas à la hauteur.
		Je suis incompétent.
		Je peux aimer les autres, mais pas moi-même.
		Personne ne m'aime.
		Je suis destiné à être seul.
		Aurai-je un jour une relation amoureuse ?
		Je suis blessé émotionnellement.
		Tout ce que je veux c'est être aimé.

Emplacement	Thème central	Croyances
		Chaque fois que j'aime une personne, elle me quitte.
Sacrum	Manque de contrôle	J'ai trop à faire et pas assez de temps.
		Je ferais mieux de mettre de l'ordre chez moi.
		Les autres me disent toujours quoi faire.
		Je n'atteins jamais ma cible.
		J'en veux à ceux qui me font perdre mon temps.
		Ma vie est tout en désordre.
		J'ai des choses à régler.
Coccyx	Manque de sécurité	Je suis toujours à court de temps et d'argent.
		Je ferais mieux de thésauriser pour les jours difficiles.
		On ne sait jamais quand on en aura besoin.
		Les gens vous voleront à la première occasion.
		Nous devons mourir et payer nos impôts : ce sont nos seules certitudes.
		Une tuile nous tombe toujours sur la tête.
		Il me manque un tas de choses dans ma vie.
		Même si je travaille fort, j'arrive à peine à joindre les deux bouts.

Corrélations entre les croyances et les thèmes centraux

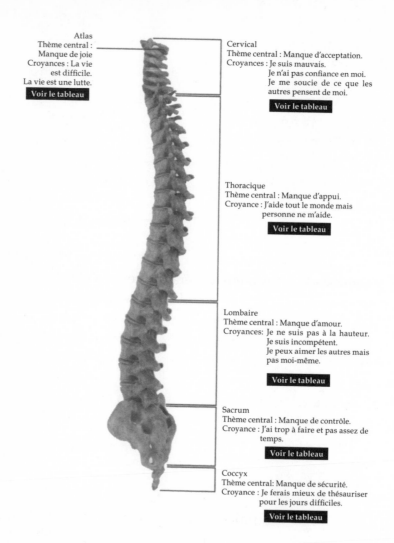

Atlas
Thème central :
Manque de joie
Croyances : La vie
est difficile.
La vie est une lutte.
Voir le tableau

Cervical
Thème central : Manque d'acceptation.
Croyances : Je suis mauvais.
Je n'ai pas confiance en moi.
Je me soucie de ce que les
autres pensent de moi.
Voir le tableau

Thoracique
Thème central : Manque d'appui.
Croyance : J'aide tout le monde mais
personne ne m'aide.
Voir le tableau

Lombaire
Thème central : Manque d'amour.
Croyances: Je ne suis pas à la hauteur.
Je suis incompétent.
Je peux aimer les autres mais
pas moi-même.
Voir le tableau

Sacrum
Thème central : Manque de contrôle.
Croyance : J'ai trop à faire et pas assez de
temps.
Voir le tableau

Coccyx
Thème central: Manque de sécurité.
Croyance : Je ferais mieux de thésauriser
pour les jours difficiles.
Voir le tableau

Utiliser le graphique de la colonne vertébrale

La maladie est un processus évolutif qui prend du temps. Elle n'apparaît pas du jour au lendemain, même si c'est ce que nous pensons lorsque nous reconnaissons les premiers symptômes indiquant la présence d'un problème. On reconnaît trois phases dans la maladie qui correspondent à trois sites : un site d'origine, un site primaire de symptômes et un site secondaire de symptômes. En général, nous n'avons pas conscience de la première phase parce que les messages qui proviennent du site correspondant ne sont pas perçus par nos sens physiques. Ils se manifestent plutôt sur le plan énergétique et émotionnel.

C'est dans le site primaire de symptômes que nous prenons conscience de l'existence d'un problème parce que nous ressentons un certain malaise, une tension ou une douleur qui attire notre attention. Selon le degré du malaise, l'esprit se concentrera sur les symptômes ou il les ignorera. Si, pour une raison quelconque, il choisit d'ignorer les messages — le malaise n'est peut-être pas assez grave — le sujet prendra conscience du site secondaire de symptômes. Cependant, la maladie ayant alors dépassé le stade des troubles mineurs, l'esprit et le corps nous avertissent que la situation se dégrade et qu'il nous faut intervenir. Lorsqu'au cours de son évolution, la maladie a atteint le troisième stade, le bien-être général du corps a été compromis et nous ressentons les premières manifestations de la peur.

Chacun de ces sites est aussi associé à un aspect de notre être : l'âme, l'esprit et le corps. Et pour retrouver la santé, chacun d'eux exprimera ses propres besoins. Le site d'origine est associé à l'âme, le site primaire de symptômes à l'esprit, et le site secondaire au corps. Pour que la guérison se produise, le site d'origine doit d'abord être identifié et ses besoins satisfaits. Travailler sur les sites de symptômes sans s'occuper de l'endroit d'où ils proviennent, c'est comme placer un petit pansement sur une large plaie ; celle-ci aura du mal à guérir correctement.

Cartographie de la colonne vertébrale : exercice

En gardant à l'esprit cette information, utilisons le graphique de la colonne vertébrale pour découvrir le site d'origine d'une maladie. Voici quelques pistes : le site d'origine est là où nous découvrons nos problèmes *chroniques*, que ce soit dans le corps en tant que problème ou faiblesse *chroniques*, dans l'esprit en tant que peur *chronique*, ou dans l'âme en tant que thème central *chronique* qui empêche cette dernière de trouver son expression physique à travers les expériences. Le mot clé concernant le site d'origine est *chronique*. C'est aussi le lieu où notre âme utilisera notre intuition pour nous avertir qu'il y a quelque chose qui cloche, que ce soit au moyen d'une connaissance intérieure, une prémonition, ou par les rêves.

Utilisons les problèmes au bas du dos comme exemple de site d'origine et servons-nous de la cartographie de la colonne vertébrale pour découvrir les significations cachées derrière ce trouble. La région lombaire de la colonne vertébrale est la région où nous retenons la *peur de l'abandon* et le thème central du *manque d'amour*.

Posez-vous la question : *Est-ce que je préfère rester dans une relation malsaine ou ne pas en avoir du tout ? Ai-je peur que les gens m'abandonnent s'ils découvrent ce que je suis vraiment ? Est-ce que je me bats contre un manque d'estime ou de valeur personnelle ? Suis-je inquiet de ce que les autres vont penser de moi, ou s'ils vont m'aimer ou pas ? Est-ce que l'anxiété est un problème récurent chez moi ? Ai-je tendance à penser que j'ai fait quelque chose de mal lorsque les gens se fâchent ?* Si vous avez répondu oui à la plupart de ces questions, alors il y a de fortes chances pour que les facteurs sous-jacents derrière la faiblesse dans votre site d'origine soient *la peur de l'abandon* et le thème central *le manque d'amour*.

D'accord, et ensuite ? Posez-vous cette question : sur quoi est-ce que je veux travailler en premier lieu — la peur ou le thème central ? Après avoir pris votre décision, inscrivez-la sur une feuille de papier. Puis, dressez la liste de tout ce que vous pouvez changer pour la ou le faire disparaître. Inscrivez quelque chose que vous pouvez faire immédiatement et faites-le. Puis, faites la même chose le lendemain et le surlendemain pour au moins dix jours consécutifs. Puis, suivez à nouveau ce processus en identifiant un autre geste que vous pouvez poser. Voici un autre indice : les affirmations et les visualisations guidées constituent des outils très efficaces pour faciliter le changement, et elles font disparaître les charges émotionnelles attachées aux peurs et aux thèmes centraux.

Voici un exemple de la façon de procéder :

Sur quoi est-ce que je veux travailler ? Le sentiment de ne pas être aimé.

Quels sont les aspects que je peux changer ? Je peux cesser de me préoccuper de ce que les gens pensent de moi. Je peux consacrer du temps à aider les autres. Je peux apprendre à m'aimer. Je peux créer une affirmation que je me répèterai chaque fois que je réaliserai que je n'aime pas la personne que je suis.

Que puis-je faire dès maintenant ? Créer une affirmation : *Je m'aime et je célèbre qui je suis.* Je la répéterai chaque fois que je m'adresserai des reproches ou que je n'aimerai pas la personne que je suis.

Ce n'est pas difficile, n'est-ce pas ? Au moment même où vous faites cette affirmation — et c'est la partie vraiment excitante de ce processus — le contact énergétique entre l'âme et le corps est rétabli, la circulation du liquide dans la colonne vertébrale ainsi que l'information sous forme d'énergie qui parcourt le système nerveux ne sont plus obstrués. Après le troisième ou quatrième jour, votre esprit se réorganisera lui-même, il acceptera ces nouvelles données comme étant la vérité, et il lancera le processus d'abandon du vieux thème central négatif pour le remplacer par un thème positif.

Durant la même période de temps, vous remarquerez peu à peu que vos pieds vous font moins mal ou que vos jambes vous semblent moins fatiguées ou agitées, et que les nœuds dans les muscles de vos épaules se défont peu à peu ou disparaissent complètement. Pourquoi un changement se produit-il dans ces régions ? Parce qu'il s'agit des sites primaire et secondaire des symptômes quand le site d'origine se situe dans la région lombaire de la colonne vertébrale.

Comment utiliser l'ensemble des graphiques ?

Chacun des graphiques est conçu pour vous aider à dévoiler les significations potentielles cachées derrière toutes vos douleurs et vos maladies et vous donner des indices sur ce que vous pouvez faire pour vous guérir vous-même. Pour améliorer son état, il faut être bien résolu et concentrer son attention ; les graphiques vous aideront à décider sur quel plan vous voulez amorcer le processus : mentalement, émotionnellement, physiquement ou spirituellement. Cependant, je dois insister à nouveau sur l'importance de chercher de l'aide. Si vous reconnaissez en vous un schéma psychologique mentionné dans l'un de ces graphiques, et si vous êtes aux prises avec une maladie, je vous recommande de rechercher les services d'un médecin, d'un professionnel dans le domaine de la santé mentale ou d'un praticien en médecine holistique. Je crois profondément en l'utilité de mettre sur pied une équipe de guérison parce qu'il est difficile pour le sujet de prendre du recul et de demeurer suffisamment détaché sur le plan émotionnel pour obtenir un portrait global de ce qui se passe. En outre, il est difficile de voir clairement ce qu'il faut faire pour se guérir soi-même. Ces rencontres seront utiles, ne serait-ce que pour parler de vos peurs avec une autre personne.

Même les médecins — et plusieurs sont venus me voir pour une consultation — seront les premiers à vous dire qu'il est beaucoup plus facile de guérir si vous n'êtes pas tenu en otage par vos peurs. La cartographie de la colonne vertébrale vous aidera à identifier la « mère de toutes les peurs », celle qui est la vôtre ; et les autres graphiques vous seront utiles pour identifier les divers facteurs psychologiques qui nourrissent cette peur. Armé de cette information, vous êtes prêt à identifier les besoins de l'âme, de l'esprit et du corps, et à associer chacun d'eux avec des maladies spécifiques courantes.

CHAPITRE 12

Les maladies courantes
et leurs significations cachées

Quel que soit notre sexe, notre âge, notre conditionnement ou notre personnalité, nous avons tous en commun trois besoins fondamentaux :

1. Grandir et nous exprimer.
2. Entrer en contact avec les autres et nous sentir aimés.
3. Avoir un sentiment de sécurité et de maîtrise de notre vie.

Chaque fois que ces besoins ne sont pas comblés, individuellement ou collectivement, la maladie survient. C'est aussi simple que cela.

Néanmoins, il faut du temps pour découvrir les raisons d'une défaillance ; lorsque nous devons composer avec la maladie, lorsque nous nous sentons mal ou en proie à la confusion, nous n'avons pas toujours le sentiment d'avoir le temps de nous arrêter pour en comprendre les raisons. C'est alors qu'un docteur, un thérapeute, un praticien de la médecine intuitive ou holistique peut nous aider. Toutefois, comme je l'ai mentionné à plusieurs reprises dans ce livre, ces gens ne peuvent pas vraiment nous guérir. Le mieux qu'ils puissent faire est de nous aider à comprendre la raison pour laquelle nous n'obtenons pas ce dont nous avons besoin et nous offrir des suggestions pour y arriver. Nous devons ensuite décider si nous ferons le travail.

Le fait de savoir que la maladie résulte de ce que l'un ou l'autre de ces trois besoins n'est pas comblé nous permet de découvrir plus facilement ce que nous devons faire pour guérir. En fait, cette infor-mation fait passer tout ce que l'on retrouve dans ce livre au niveau suivant. Comment ? Premièrement, cela nous permet de comprendre la maladie en ne définissant que trois catégories :

1. Les besoins de l'âme : grandir et s'exprimer.

2. Les besoins du corps : entrer en contact avec les autres et se sentir aimé.

3. Les besoins de l'esprit : se sentir en sécurité et aux commandes de son existence.

Deuxièmement, cela nous procure un répit à court terme dont nous avons grandement besoin au moment où, notre esprit étant per-turbé, nous faisons une fixation sur nos symptômes corporels.

Évidemment, à un certain moment nous devrons fouiller encore dans notre coffre psychologique pour éliminer les vestiges du passé : les pensées, perceptions, émotions, attitudes, croyances et thèmes centraux qui sont à la source de la maladie. Nous aurons ainsi l'assu-rance que ceux-ci cesseront de remonter à la surface et d'affecter notre santé et notre vie. Cependant, le classement des maladies en fonction de ces trois catégories modifie non seulement notre approche de la guérison mais il en accélère le processus. Plutôt que de passer du temps à fouiller le passé, nous pouvons dès maintenant concentrer nos efforts pour découvrir ce que notre âme, notre esprit et notre corps ont besoin afin de leur permettre de travailler à nouveau de façon saine et coopérative ; ainsi l'homéostasie pourra être restaurée.

Voici un conseil qui vous aidera à accélérer le processus de mise à jour des besoins : *Vivez dans le moment présent, car c'est le seul moyen de prendre conscience de ce qu'il faut changer pour donner à votre âme, votre esprit et votre corps ce dont ils ont besoin.*

Ce que révèle la maladie

Pour les maladies énumérées dans ce chapitre, l'attention est concentrée sur les émotions, attitudes, croyances et thèmes centraux négatifs ; ceux-ci constituent les facteurs psychologiques sous-jacents à la maladie, ce qui explique pourquoi les trois types de besoins ne sont pas comblés. Si les éléments positifs l'emportaient sur les éléments négatifs, notre bien-être ne serait pas compromis. Cela dit, il y a quelques exceptions à la règle.

Il faut aussi tenir compte d'un élément de la maladie que je n'ai pas abordé dans ce livre : la génétique et la façon dont ce facteur accroît le risque de maladie, tout particulièrement de maladies spécifiques telles que le diabète, les troubles thyroïdiens, la maladie cardiaque, l'attaque d'apoplexie et le cancer. Lorsque nous examinons les facteurs de la maladie, nous devons bien sûr accorder une place prépondérante à cet aspect. Je crois cependant que les maladies repérées dans vos antécédents familiaux ne vont pas obligatoirement vous affecter. En prenant les mesures préventives appropriées — tant sur le plan physique que mental — vous pouvez éviter d'être aux prises avec les mêmes maux qui ont fait souffrir vos parents.

Les descriptions des maladies et les interprétations psychologiques s'y rattachant, et dont je vais parler ici, sont de *nature générale* ; ce sont des connaissances de base sur les significations cachées derrière une condition particulière. Par conséquent, il se peut que leurs descriptions ne coïncident pas exactement avec un symptôme ou un trouble qui vous affecte présentement. Conscient de ce que chacun de nous est unique, nous avons fait en sorte de préserver et honorer cette singularité. Considérez l'information proposée ici non pas comme une information exhaustive et une représentation absolue, mais comme un point de départ.

Les descriptions ne visent pas à déterminer la raison pour laquelle nous tombons malades ou nous sentons mal dans notre peau. Nous sommes tous aux prises avec des dysfonctionnements parce que telle est la nature du conditionnement. En fait, j'ai entendu un jour un commentaire qui résume parfaitement cette idée : « Chaque fois que nous avons une interaction avec quelqu'un d'autre que soi, un dysfonctionnement est à prévoir. »

Mon intention, en présentant cette information, est de changer la perception de la maladie et de contribuer à ouvrir les portes de l'esprit afin que nous puissions avoir un aperçu de ce qui se cache dans notre coffre psychologique. Une fois ces portes ouvertes, il revient à chacun de nous de décider ce qu'il fera de ces connaissances.

Pour ce faire, les pages suivantes proposent une description générale de chaque maladie, leurs implications psychologiques, les émotions qui leur sont associées, les besoins sous-jacents à la condition, et les changements nécessaires pour éliminer les significations cachées. Les descriptions sont rédigées de façon à s'adresser au guérisseur instinctif en chacun de nous. Le simple fait de lire ces informations vous mettra en contact avec les besoins de l'âme, de l'esprit et du corps. Étonnamment, cela suffit parfois à guérir.

Accident cérébro-vasculaire (ACV)

Description générale : Il s'agit d'un blocage de la circulation du sang qui devrait parvenir au cerveau, ce qui entraîne la mort des cellules dans la zone où se produit l'accident. Les facteurs possibles en sont : un rythme cardiaque irrégulier, l'hypertension, le diabète, un taux élevé de cholestérol, l'obésité, le tabagisme, une consommation excessive de sel et le stress. Les hommes sont plus susceptibles que les femmes de subir un tel accident.

Implications psychologiques : Ces individus s'inquiètent, se tracassent pour un rien et ont des problèmes de confiance. Ils ont tendance à être agressifs, dominateurs, à rechercher la confrontation et à tout contrôler, constamment. Dotés d'un tempérament explosif, ils se concentrent sur les problèmes plutôt que sur les solutions. Ils éprouvent de la frustration lorsque les gens leur disent qu'ils vont faire quelque chose et qu'ils ne le font pas. Par conséquent, ils ont de la difficulté à déléguer. Ce sont des bourreaux de travail compulsifs, mais ces gens sont contrariés lorsqu'ils doivent assumer des responsabilités qui devraient être assumées par d'autres personnes. Ils se sentent au sommet ou au fond du gouffre, ce qui suppose des hauts et des bas émotionnels extrêmes. Quand ils sont au fond du gouffre, ils sont consumés par des pensées négatives qui congestionnent leur cerveau et déforment leur perception du monde. Ils ont l'impression que le monde est peu sûr et tentent de se protéger en s'isolant. Enclins à la dépression, ils composent difficilement avec le changement. Ils ont besoin de contrôler leur environnement et se montrent volontiers agressifs pour parvenir à leurs fins. Ils sont cachottiers et répriment leurs sentiments parce qu'ils craignent d'être vulnérables. Les autres peurs associées à l'accident cérébro-vasculaire sont la peur de l'inconnu, de la trahison et la peur pour la survie.

Émotions associées : colère, rage, frustration, ressentiment, hostilité, appréhension.

Les besoins sous-jacents à la maladie : esprit — se sentir en sécurité et en contrôle de sa vie.

Ce qu'il faut changer : les pensées.

Acouphène

Description générale : Il s'agit d'une sensation auditive anormale : le sujet entend un son qui ne provient pas de l'extérieur — une sonnerie, un sifflement, une stridulation, un cliquetis ou un chuintement. Ce son, qui peut être constant ou intermittent, fort ou faible, finit par distraire, irriter et ennuyer.

Implications psychologiques : «Quelqu'un écoute?» et «Ne me dites pas quoi faire» sont les deux métaphores les plus courantes en lien avec les acouphènes. Les personnes atteintes ont l'impression que quelque chose en eux tente de leur envoyer un message dont le contenu serait impossible à entendre. Par ailleurs, elles ne veulent pas écouter les discours de qui que ce soit. Elles préfèrent suivre leur propre voie. Pas question pour elles de se plier aux règles. Elles ont tendance à se répéter et à se rejouer mentalement une conversation qui les a blessées émotionnellement. Elles sont souvent entêtées et refusent d'écouter ce que les autres ont à dire. Elles ne sont pas non plus à l'écoute de leur voix intérieure.

Émotions associées : déception, ressentiment, chagrin, frustration, mécontentement, colère.

Les besoins sous-jacents à la maladie : âme — grandir et s'exprimer.

Ce qu'il faut changer : les attitudes.

Aponévrosite plantaire

Description générale : C'est la cause la plus courante de douleur au pied ou au talon. Il s'agit d'un problème d'inflammation chronique qui se produit à la suite d'une blessure ou d'une élongation du ligament plantaire. Comme le fascia plantaire n'a pas de propriétés élastiques, les étirements répétitifs entraînent la formation de minuscules déchirures qui finissent par provoquer de l'inflammation. Du calcium vient se déposer dans ces micro-déchirures chaque fois que le fascia est soumis à une traction. Il faut traiter le problème en stabilisant et protégeant le ligament plantaire, sinon les dépôts de calcium s'accumuleront et créeront des saillies osseuses. Ce problème se rencontre fréquemment chez ceux qui font grand usage de leurs pieds, dansent, utilisent régulièrement le tapis de jogging et courent.

Implications psychologiques : Derrière l'aponévrosite plantaire se cachent deux messages distincts. Le premier de ces messages concerne les gens qui ont le sentiment d'être coincés et craignent d'aller de l'avant. Le problème tient en partie à ce que ces gens ont l'impression de ne pas bénéficier du soutien dont ils auraient besoin, tout en se gardant bien de le demander. Leur comportement est principalement déterminé par ce qui est urgent plutôt que ce qui est important, d'où un ressentiment profond. Ils ont de la difficulté à conclure et à régler les derniers détails. Ils ont peur de l'inconnu au point de rester immobilisés. Ils ne savent pas vraiment qui ils sont et quelles actions entreprendre pour débloquer leur situation. Ils n'ont pas l'impression d'être ancrés dans la réalité et ils se sentent déphasés par rapport au monde. Ils vivent dans leur tête et ont de la difficulté à rester dans le moment présent.

Le second message exprime la tendance au mécontentement et à l'insatisfaction. Résultat : ces gens prennent trop d'activités et ils s'obligent à en faire toujours plus. Ils évitent de rester trop longtemps au même endroit de crainte de passer à côté de la vie. Ils poursuivent implacablement leurs buts et courent d'une chose à l'autre. De leur point de vue, si en faire un peu c'est bien, en faire beaucoup c'est mieux.

Émotions associées : ressentiment, frustration, anxiété, irritabilité, dégoût.

Les besoins sous-jacents à la maladie : esprit — se sentir en sécurité et en contrôle de sa vie.

Ce qu'il faut changer : les pensées.

Asthme

Description générale : L'asthme est une inflammation des bronches déclenchées par des substances allergènes telles que la fumée, les toxines chimiques, le produit de la desquamation animale, les moisissures, et les additifs alimentaires. Cette inflammation peut être activée par le rhume, la grippe, le stress, l'épuisement des surrénales, l'hypoglycémie, l'insuffisance thyroïdienne ou une forte consommation de sel. Elle peut aussi être déclenchée par une allergie alimentaire au blé, au maïs et aux produits laitiers.

Implications psychologiques : On note une tendance à se faire du souci et à vivre avec une anxiété latente, comme si un malheur allait se produire. Quand ils ne se tracassent pas au sujet de l'avenir, les asthmatiques sont portés à ressasser le passé et tous les échecs, les mauvais moments et les événements négatifs qu'ils ont vécus — ce qui justifie leur besoin de se faire du souci. Enclins à refouler leurs émotions, ils sont peu disposés à exprimer leurs besoins. Ils créent des relations basées sur la dépendance réciproque, ils développent malgré cela du ressentiment envers leurs partenaires et ils se sentent étouffés et même dévorés par ces derniers. Ils s'appuient sur les autres pour prendre des décisions par crainte de se tromper et ils en veulent ensuite à ces mêmes personnes qu'ils accusent de vouloir les dominer. Ils sont maussades et se sentent coupables de presque tout. Tout cela parce qu'ils croient que c'est de leur faute quand ça va mal.

Émotions associées : chagrin, déception, ressentiment, colère, culpabilité et honte.

Besoins sous-jacents à la maladie : âme — grandir et s'exprimer.

Ce qu'il faut changer : les attitudes.

Cancer

Description générale : Le cancer résulte de la mutation d'une cellule qui, ayant perdu ses mécanismes de contrôle normaux, connaît une croissance irrégulière. Il peut se former à partir de n'importe quel tissu dans un organe. À mesure qu'elles se développent à un rythme anormal, les cellules malformées se regroupent pour former une masse de tissu cancéreux qui envahit les tissus adjacents ; le cancer peut aussi donner d'autres tumeurs appelées métastases dans d'autres parties du corps. Il a plus de chance de se développer lorsque le système immunitaire ne fonctionne pas correctement.

Implications psychologiques : C'est l'une des maladies sur laquelle les médecines allopathique et comportementale sont d'accord : les deux estiment que le cancer est la maladie des gens gentils. La prédisposition à cette maladie serait plus élevée chez les gens qui répriment leurs sentiments et nient leurs besoins émotionnels, chez ceux qui cherchent à tout prix (même à leurs propres dépens) à éviter les conflits et sont enclins à ne rien demander aux autres par crainte d'être perçus comme des fardeaux ou des indigents. Ce type de personnalités sujettes au cancer a tendance à faire passer les besoins émotionnels des autres avant les leurs. Bien que cela puisse être perçu comme une qualité admirable et désirable, ce genre d'abnégation empêche généralement les émotions, les besoins personnels et les désirs de s'exprimer. Ce type de comportement encourage le martyre et renforce la peur de l'abandon et du rejet. Quand on demande à ces gens pourquoi ils veulent guérir, la réponse la plus fréquente est qu'ils veulent aller mieux pour leur partenaire ou leurs enfants, et rarement pour eux-mêmes. Il semble que, même lorsque leur propre vie est menacée, ils font toujours passer les besoins des autres avant les leurs.

Émotions associées : solitude, désespoir, impuissance, pessimisme, ressentiment.

Les besoins sous-jacents à la maladie : âme — grandir et s'exprimer.

Ce qu'il faut changer : les attitudes.

Candidose

Description générale : La candidose est une affection provoquée par un champignon microscopique que l'on retrouve dans l'intestin et qui vit normalement en équilibre harmonieux avec les autres bactéries et levures présentes dans le corps. Toutefois, un déséquilibre du pH (acide et alcalin) peut modifier les conditions dans le conduit intestinal et créer un environnement propice à la multiplication rapide de ce champignon. Affaibli, le système immunitaire parvient alors difficilement à conserver l'équilibre entre les champignons et les bactéries. Il en résulte une candidose, infection à levures qui peut se manifester dans la région vaginale ou la vessie, ou encore se répandre de façon systémique dans le corps et prendre la forme de muguet dans la bouche.

Implications psychologiques : La candidose reflète une détresse émotionnelle concernant les relations humaines, particulièrement avec la mère. Les gens atteints ont le sentiment de manquer de soutien, d'appréciation et d'amour. Ils deviennent amers et aigres. Ils sont pessimistes et ont tendance à blâmer les autres pour les malheurs qui s'abattent sur eux. Ils se sentent impuissants, dégoûtés et en colère — à la fois contre eux-mêmes et contre les personnes de leur entourage. La relation avec la mère est très importante pour le développement émotionnel ; or, quand ce lien n'est pas assez fort, un sentiment intense d'inadéquation apparaît ainsi qu'une tendance à développer une dépendance face à la nourriture, au besoin de dépenser et même au jeu. Ces individus trouvent dans ces dépendances un moyen de combler le vide émotionnel qu'ils ressentent. Ils sont aussi plus sujets à des épisodes dépressifs. On observe chez eux une tendance à refouler les blessures émotionnelles et à se refuser les plaisirs de l'amour ou d'une relation affectueuse.

Émotions associées : chagrin, tristesse, peine, haine, peur de l'abandon.

Les besoins sous-jacents à la maladie : corps — entrer en contact avec les autres et se sentir aimé.

Ce qu'il faut changer : les schémas.

Cholestérol élevé

Description générale : Le cholestérol est une substance apparentée au gras qui est produite naturellement par le corps ; il joue un rôle essentiel dans les fonctions biologiques normales telles que la création de nouvelles cellules, un isolant pour les nerfs et la fabrication des hormones. Le foie est responsable de la production de tout le cholestérol dont le corps a besoin. La génétique, un métabolisme insuffisant, l'inflammation chronique et la consommation abusive d'aliments obstruant les artères contribuent à l'élévation du taux de cholestérol. Il y a deux sortes de cholestérol : le HDL ou bon cholestérol et le LDL/VLDL ou mauvais cholestérol. Le VLDL a pour fonction de transporter les triglycérides — les gras sanguins en lien avec le sucre qui apparaissent habituellement au niveau des cuisses et des hanches.

Implications psychologiques : Ces individus refoulent leur colère et ils ont des problèmes de confiance. Ils croient que les gens ne se soucient pas d'eux et qu'ils les exploitent. Ils ont des problèmes d'insécurité parce qu'ils ont peur de perdre certaines choses — de l'argent, un emploi, des objets matériels et la santé. Ils ont tendance à être cyniques, méfiants, paranoïaques et à entretenir des préjugés. Excessivement prompts à la critique, aux jugements catégoriques, aux opinions très arrêtées, ils nourrissent des attentes irréalistes. Ils se mettent facilement en colère, éprouvent frustration et dégoût lorsque les autres n'écoutent pas leurs suggestions, ou ne font pas ce qu'ils estiment être juste. Ils sont réticents à pardonner et enclins à ressasser plutôt que d'exprimer leurs émotions. Ils sont sujets à la mélancolie et à des épisodes dépressifs. Plongés dans de tels états, ils deviennent sombres et moroses, ils ont du mal à trouver ne serait-ce qu'une idée positive à exprimer, et ils ne voient rien de bon dans le monde. Ils n'ont d'attention que pour les problèmes qu'ils ressassent de façon exagérée. Ils ne trouvent pratiquement aucune joie dans l'existence. Ils sont tendus, très ambitieux, trop indulgents, embourbés et débordés de travail. Ils sont rarement satisfaits de leur situation.

Émotions associées : colère, culpabilité, honte, ressentiment.

Les besoins sous-jacents à la maladie : esprit — se sentir en sécurité et en contrôle de sa vie.

Ce qu'il faut changer : les pensées.

Crise cardiaque

Description générale : L'apport en sang au niveau du cœur est subitement et sérieusement diminué ou interrompu de sorte que celui-ci cesse de fonctionner. Faute d'oxygène, le muscle cardiaque mourra si l'apport en sang n'est pas rapidement rétabli.

Implications psychologiques : Les patients vivent dans un état de stress constant et chronique et affichent le comportement classique de type A : ils sont très nerveux, agressifs, exigeants et rarement satisfaits. Ils ont besoin de dominer les gens et leur environnement. Ils donnent l'impression de toujours être en compétition avec eux-mêmes et acceptent difficilement leurs faiblesses ; ils se fixent des objectifs irréalistes qu'ils s'obligent ensuite à atteindre. Ils sont colériques, pleins de ressentiment, hostiles, cyniques, ergoteurs et implacables dans la poursuite de leurs buts et objectifs. Selon eux, la vie est difficile, ils doivent beaucoup travailler et trimer sans cesse pour monter en grade. Ils connaissent souvent des épisodes de tristesse et se sentent vides intérieurement comme si la vie leur échappait. Ils se sentent exploités et ils ont l'impression que les autres profitent d'eux. Lorsqu'ils doivent pourvoir aux besoins des autres, ils en éprouvent du ressentiment. Ils luttent contre des peurs en lien avec la survie et l'inconnu.

Ils ont tendance à se montrer sceptiques et ils ne se fient à personne — dans bien des cas, ils ne se fient même pas à eux-mêmes. Jamais ils ne se plaignent de ne pas savoir quoi faire de leur peau, mais ils affirment plutôt qu'ils ont trop de choses à faire. Ils rêvent de ralentir la cadence, d'avoir une meilleure qualité de vie et du temps pour profiter de ce qu'ils ont accumulé en travaillant aussi fort. Ils ont l'impression, disent-ils, de ne pas pouvoir trouver l'amour, le soutien ou l'appréciation dont ils ont besoin.

Émotions associées : tristesse, colère, ressentiment, peur, trahison, hostilité et désespoir.

Les besoins sous-jacents à la maladie : âme — grandir et s'exprimer.

Ce qu'il faut changer : les attitudes.

Dépression

Description générale : La dépression survient généralement lorsque l'équilibre normal de la vie est perturbé ou qu'un deuil, un conflit ou un traumatisme se produit. Il ne s'agirait pas d'une simple maladie ou condition, mais d'un ensemble de troubles de l'humeur qui se manifestent avec plus ou moins d'intensité. Il est difficile d'identifier avec précision la cause sur le plan médical ; toutefois, lorsqu'on aborde cette maladie d'un point de vue psychologique, on découvre des pensées et des émotions spécifiques et prévisibles.

Implications psychologiques : Ceux qui en souffrent ont une perception particulière du monde : ils croient que la vie et les gens les ont laissés tomber et que personne ne les soutient émotionnellement. Ils se sentent seuls, abandonnés et adoptent le comportement d'une personne qui s'estime victime des circonstances. Ils ont le sentiment de ne pas avoir la maîtrise de ce qui se passe dans leur vie. Ils sont réactionnaires, plutôt que d'assumer la responsabilité de leur cheminement. Ils nourrissent le sentiment que tout se ligue contre eux et que la vie est loin d'être aussi sensationnelle qu'on le prétend. Plus ils se replient sur eux-mêmes et plus leur univers se rétrécit, et parfois, ils n'ont plus du tout envie de s'impliquer dans la vie. Tout devient source de contrariétés et de difficultés, ou encore, rien ne mérite de faire un effort. Ils se sentent vides intérieurement et dépourvus d'émotions.

Émotions associées : chagrin, tristesse, désolation, découragement, impuissance et désespoir.

Les besoins sous-jacents à la maladie : corps — entrer en relation avec les autres et se sentir aimé.

Ce qu'il faut changer : les schémas comportementaux.

Diabète sucré

Description générale : Dans cette maladie le taux de glucose (sucre) dans le sang est anormalement élevé parce que le corps ne sécrète plus ou n'utilise pas adéquatement l'insuline. Il y a deux types de diabète : le type 1 et le type 2, qui est le plus courant. Les gens du type 1 produisent peu ou pas d'insuline. Dans le cas du type 2, le pancréas continue de fabriquer de l'insuline, mais le corps développe une résistance à ses effets, d'où une carence. L'obésité et la génétique familiale accroissent le risque de développer ce type de diabète.

Implications psychologiques : Les individus atteints ont le sentiment de ne plus connaître la douceur de vivre et de porter un fardeau qui les empêche de jouir de la vie. Ceci explique pourquoi ils ont tendance à compenser l'insatisfaction qu'ils éprouvent en se servant d'autre chose, de la nourriture bien souvent. Or, les aliments qu'ils utilisent pour combler leurs pressants besoins sur le plan psychologique ne sont pas forcément les meilleurs pour la santé du corps. Les racines psychologiques profondes du diabète sont associées aux sentiments de manque — manque de passion, d'amour, de bonheur, de joie, d'abondance, d'espoir et de l'aptitude à trouver et à jouir des plaisirs simples. Les patients ont tendance à être nostalgiques et à vivre dans le passé. Ils expriment une profonde insatisfaction face à la vie. Dans bien des cas, ils croient que leurs besoins ne méritent pas d'être comblés et se considèrent indignes des plaisirs offerts par l'existence. Ils sont aigris et malheureux, ils ont une piètre estime d'eux-mêmes et manquent de confiance en eux.

Émotions associées : chagrin, tristesse, peine, culpabilité, inquiétude, apathie, amertume et désespoir.

Besoins sous-jacents à la maladie : âme — grandir et s'exprimer ; corps — se lier aux autres et se sentir aimé.

Ce qu'il faut changer : les attitudes et les schémas.

Fibromes

Description générale : Les fibromes sont des masses non cancéreuses qui se développent dans la paroi utérine ou dans les tissus mammaires. On ne peut les détecter dans l'utérus avant qu'ils soient suffisamment gros pour causer des problèmes tels que des saignements menstruels abondants. À ce point, ils peuvent aussi causer des douleurs dans les régions pelvienne et abdominale. Dans le sein, ce sont des nodules caoutchouteux et mobiles qui surgissent sous forme de petites bosses. Un foie en santé peut empêcher l'apparition de fibromes.

Implications psychologiques : Les fibromes sont des décharges où s'accumulent les déchets toxiques de la colère dirigée contre soi-même, la honte accompagnée de ressentiment, et la déception. Ils conservent les traces des vieilles blessures émotionnelles qui entretiennent la peur d'être abandonné ou trahi. On note également l'existence de forts sentiments d'inadéquation et d'incompétence. On trouve aussi des problèmes de rejet de la part d'un parent : dans le rapport avec la mère, c'est la frustration de ne jamais pouvoir lui plaire ou obtenir son approbation. Dans le cas du père, ce sont des problèmes d'évitement concernant le fait d'être critiqué pour être trop émotif ; ou le père peut nourrir des attentes irréalistes entraînant ainsi un comportement anormal chez son enfant. Ces patients sont aux prises avec des problèmes de pouvoir personnel et ont des doutes quant à leur valeur propre. Ils ont beau faire tous les efforts possibles, il semble que cela ne suffit jamais. C'est comme s'ils devaient constamment faire leurs preuves pour se mériter l'acceptation et le respect qu'ils souhaitent obtenir. Ce sont des perfectionnistes qui placent la barre trop haute, tant pour les autres que pour eux-mêmes.

Émotions associées : dégoût, déception, colère, chagrin, peine, honte, rage, hostilité.

Les besoins sous-jacents à la maladie : corps — se lier aux autres et se sentir aimé.

Ce qu'il faut changer : les schémas comportementaux.

Fibromyalgie

Description générale : Fondamentalement, la fibromyalgie est une maladie arthritique du système musculaire et de ses composantes : le fascia, une substance fine, claire et semi liquide qui tient ensemble les muscles, les nerfs et les tissus ; les tendons qui fixent les muscles aux os ; et les ligaments qui relient les os entre eux. L'inconfort et la douleur associés à la fibromyalgie surviennent principalement à l'intérieur du fascia, lequel a pour fonction d'éliminer des muscles et des tissus les toxines en circulation et autres déchets indésirables.

Implications psychologiques : Les personnes atteintes sont aux prises avec des problèmes en lien avec l'insuffisance ou le manque —

manque de pouvoir personnel, d'amour de soi, de confiance en soi, de compétence, de ressources (à la fois de temps et d'argent) et de soutien. Elles se sentent séparées du monde, comme si elles étaient étrangères et condamnées à assister au spectacle de la vie heureuse et saine des autres. Elles nourrissent une frustration et un ressentiment profonds, car elles sont apparemment incapables de réaliser et d'exprimer leurs désirs et leurs rêves. C'est comme si elles étaient coincées et que, malgré tous leurs efforts, elles étaient incapables d'avancer. Pour ces personnes, la vie est difficile, c'est une lutte constante. Elles ont tendance à supprimer leurs émotions et à enfouir profondément leurs vieilles blessures émotionnelles. Elles se sentent piégées dans une interrelation négative ou dans un emploi médiocre, et elles craignent de poser les gestes qui s'imposent pour effectuer un changement. Elles ont de la difficulté à rester ancrées dans la réalité. Elles ont plus de facilité à voir les choses à travers les lentilles de leur imagination que de les voir comme elles sont vraiment. Ces gens se sentent facilement submergés par les exigences de l'existence ; ils estiment que la vie est hostile et que les gens sont cruels. Ils se débattent contre la violence et l'animosité du monde et n'arrivent pas à comprendre pourquoi chacun ne se contente pas de vaquer à ses occupations et d'accepter les autres, au lieu de créer des conflits et des souffrances sur le plan émotionnel. Au lieu de suivre le mouvement, ils résistent ; ils ne composent pas avec les problèmes, mais ils les transportent avec eux en les logeant dans leurs fascias musculaires.

Émotions associées : insatisfaction, culpabilité, inquiétude, impuissance, désespoir, découragement et déception.

Les besoins sous-jacents à la maladie : esprit — se sentir en sécurité et aux commandes de sa vie ; corps — entrer en relation avec les autres et se sentir aimé.

Ce qu'il faut changer : les pensées et les schémas.

Insomnie

Description générale : L'insomnie comprend une variété de troubles du sommeil tels que la difficulté à se laisser gagner par le sommeil ou à se rendormir, les réveils fréquents ou prématurés.

Implications psychologiques : trois peurs importantes contribuent à l'insomnie :

1. La peur de l'inconnu (manque de contrôle).
2. La peur pour la survie (sûreté et sécurité).
3. La peur de l'abandon (ne pas se sentir aimé).

Les gens souffrant d'insomnie sont généralement aux prises avec des problèmes de confiance ; leur confiance en eux est encore plus faible que celle qu'ils accordent aux autres. Par conséquent, ils sont toujours mécontents et tristes. Ils n'ont jamais assez de temps ou d'argent et, pour eux, les choses ne vont jamais bien ou n'évoluent jamais correctement. Sur le plan émotionnel, ils sont épuisés et ils se laissent facilement submergés par les détails. Ils ont une liste de tâches interminable et, malgré tous leurs efforts, ils n'arrivent apparemment jamais à tout gérer. Cette liste monumentale de choses à faire les bouffe littéralement ; leur système immunitaire s'en trouve affaibli, ce qui les rend vulnérables aux maladies chroniques associées au stress. Ils se plaignent généralement de ne pas mener une vie équilibrée. Le stress est la norme dans leur existence et, quand ils ont enfin un moment de loisir, ils le consacrent aux tâches ménagères plutôt qu'à la détente.

Émotions associées : chagrin, peur, inquiétude, ressentiment.

Les besoins sous-jacents à la maladie : esprit — se sentir en sécurité et en contrôle de sa vie.

Ce qu'il faut changer : les pensées.

Migraines

Description générale : Une migraine est un mal de tête caractérisé par une douleur forte et lancinante sur un côté de la tête accompagnée de nausée, de frissons, de vomissements, de faiblesse, de troubles visuels et de vertiges. Elle peut être d'origine génétique ou causée par des allergies alimentaires, le glutamate de sodium ou des édulcorants artificiels ; des déséquilibres hormonaux, des changements de température ou une carence en sérotonine peuvent aussi en être responsables.

Implications psychologiques : Les patients ont tendance à être trop ambitieux, durs à la tâche, prompts à l'autocritique, facilement blessés par les critiques des autres, sans cesse anxieux et enclins à réprimer leurs émotions. Telles des marmites en ébullition sur le point de déborder, ils sont toujours sous tension. Ils sont submergés par les responsabilités de la vie et, à certains moments, ils souhaitent ardemment se réfugier dans la solitude. Ils sont souvent désarçonnés par les actions des autres et ils ont l'impression qu'on ne leur dit pas ce qui se passe autour d'eux. Ils vivent dans la peur du rejet et de l'abandon. Perfectionnistes, ils se croient obligés de faire leurs preuves de façon à se rendre indispensables et être aimés. Ils éprouvent facilement de la frustration et de la colère, presque de la rage, lorsqu'ils doivent exécuter une tâche, car selon eux, on ne leur fournit pas les informations ou les outils requis pour le faire. Ils n'aiment pas se faire dire quoi faire, comment le faire, et ils n'aiment pas recevoir des ordres.

Émotions associées : colère, rage, ressentiment, frustration, dédain, dégoût, appréhension, honte.

Les besoins sous-jacents à la maladie : âme — grandir et s'exprimer ; esprit — se sentir en sécurité et en contrôle de sa vie.

Ce qu'il faut changer : les attitudes et les pensées.

Polyarthrite rhumatoïde (PR)

Description générale : Il s'agit d'un trouble auto-immun dans lequel le système immunitaire attaque une partie du corps, tel que le collagène dans le tissu conjonctif d'une articulation, car il la perçoit de façon erronée, comme une ennemie. Le collagène est alors détruit et remplacé par des tissus cicatriciels qui ankylosent ou paralysent l'articulation. Parmi les facteurs responsables de cette maladie on trouve : une anomalie génétique, des infections virales et bactériennes, des allergies alimentaires, l'inflammation chronique, l'épuisement des surrénales et l'utilisation prolongée de l'aspirine et de la cortisone.

Implications psychologiques : Pour les gens atteints, le mécontentement est l'un des premiers facteurs émotionnels en cause — ils sont mécontents de leur vie, d'eux-mêmes, de leurs relations, leur corps et leur santé. Ils trouvent la vie difficile et ils sont déchirés entre la nécessité de répondre aux besoins des autres et la nécessité de satisfaire leurs propres besoins. Ils ont tendance à adopter un comportement passif-agressif. La dépression est fréquente chez eux, tout comme le sentiment de vulnérabilité sur le plan émotionnel. Leur vie est empoisonnée par leurs tourments intérieurs et les crises sur le plan émotionnel; ils sont en proie à des tensions perpétuelles qui ne correspondent jamais à leurs attentes. Ces gens ont l'impression d'être coincés et incapables d'aller de l'avant et ils blâment les autres, les circonstances ou la malchance pour cette situation. Ils s'irritent contre eux-mêmes et s'enferment dans leur soliloque. Ils éprouvent une colère chronique et du ressentiment. Au lieu de parler des problèmes à l'origine de ces émotions, ils préfèrent les enfouir au plus profond d'eux-mêmes et se justifient en disant qu'il vaut mieux demeurer silencieux que de créer des problèmes.

Émotions associées : colère, amertume, ressentiment, culpabilité, dégoût, anxiété.

Les besoins sous-jacents à la maladie : âme — grandir et s'exprimer.

Ce qu'il faut changer : les attitudes.

Problèmes thyroïdiens, insuffisance thyroïdienne

Description générale : L'hypothyroïdie est une déficience de la glande thyroïde; comme celle-ci ne fonctionne plus correctement, elle cesse de produire l'hormone thyroïdienne dont le corps a besoin. Il en résulte un ralentissement du métabolisme. La thyroïdite chronique de Hashimoto est la cause la plus courante de l'insuffisance thyroïdienne et la cause principale du goitre, à savoir le grossissement de la thyroïde.

Implications psychologiques : Les individus affectés par cette maladie ont peur de s'exprimer et de faire connaître leurs besoins. Ils se sentent inadéquats et ont l'impression que tous peuvent réussir sauf eux, car les circonstances ne le permettent jamais — ce n'est jamais le bon moment ou le bon endroit. Ils ont tendance à s'apitoyer sur eux-mêmes et ont de la difficulté à reprendre le dessus. Ils ont l'impression que malgré tous leurs efforts, le succès leur échappe toujours. Ils ont le sentiment de ne jamais être en phase avec le monde et de ne pas pouvoir s'adapter. On trouve chez eux une tendance à réprimer les émotions et un côté secret à leur personnalité. La métaphore qui correspond à ce type de personne est celle-ci : «Je confie mes sentiments mais personne ne m'écoute». Pleins de ressentiment parce que personne ne les écoute ou ne soucie d'eux, ils se sentent seuls et sans appui. Ils ont une faible estime d'eux-mêmes et font tout ce qu'ils peuvent pour être acceptés. Ils cherchent à gagner le respect d'autrui, mais ont tendance à saboter leurs efforts en se montrant mesquins.

Émotions associées : tristesse, peine, découragement, frustration, solitude, abattement.

Les besoins sous-jacents à la maladie : âme — grandir et s'exprimer.

Ce qu'il faut changer : les attitudes.

Prostate

Description générale : La prostate est une glande de la taille d'une noix qui produit une sécrétion essentielle au transport du sperme. Elle contrôle également le volume d'urine qui s'écoule de la vessie ; bien que la plupart des hommes s'abstiennent d'exprimer leurs inquiétudes au sujet des problèmes associés à cette glande, ils sont constamment angoissés par ces troubles, qui sont l'équivalent du cancer du sein chez la femme. En fait, il y a trois sortes de problèmes en lien avec la prostate :

1. Dilatation de la prostate, appelée hypertrophie bénigne de la prostate (HBP).

2. Prostatite, une infection bactérienne.

3. Cancer de la prostate.

Implications psychologiques : Les hommes souffrant de cette maladie se considèrent comme des personnes indépendantes qui ne sont pas obligées de compter sur les autres. Ils ont de la difficulté à parler de leurs émotions, car ils considèrent ces confidences comme des signes de faiblesse. Ils ont honte de ne pas répondre aux attentes des autres ou de ne pas assumer leurs responsabilités ; ces hommes croient que, d'une manière ou d'une autre, ils ont failli à leur rôle de pourvoyeur et de protecteur. Ils ont l'impression d'avoir fait faux bond aux personnes qu'ils aiment, ce qui peut se traduire par un problème d'impuissance. Ils sont habités par des émotions refoulées telles que la colère, la culpabilité et le chagrin à la suite d'un divorce, d'une perte d'emploi, ou parce qu'ils sont en mauvaise santé. Ces hommes se considèrent inefficaces, impuissants et inutiles. Les problèmes de prostate à un âge avancé viennent souvent du fait que ces hommes ont été poussés par leur mère à adopter un rôle masculin très marqué alors qu'ils étaient encore très jeunes ; ces mères ont encouragé leur fils à nier leurs émotions et à se conduire comme des hommes dont elles pourraient être fières. Les attentes de leur mère ne leur ont pas permis d'apprendre à s'exprimer d'une manière saine. Des relations avec un père autoritaire et dominateur peuvent aussi inhiber la capacité de s'exprimer de façon positive sur le plan émotionnel.

Émotions associées : honte, culpabilité, chagrin, tristesse, peine, déception, colère, indifférence.

Les besoins sous-jacents à la maladie : âme — grandir et s'exprimer ; corps — entrer en relations avec les autres et se sentir aimé.

Ce qu'il faut changer : les attitudes et les schémas.

Sciatique

Description générale : La sciatique est une forme courante de douleur localisée dans le bas du dos et qui irradie en suivant le trajet des deux nerfs sciatiques, lesquels descendent sur la face postérieure des cuisses, des mollets et jusque dans les pieds. Au niveau de la cheville, les nerfs se scindent et forment deux branches : l'une chemine à l'intérieur du pied jusque dans le gros orteil, et l'autre descend sur le côté extérieur du pied jusque dans le petit orteil. Dans la plupart des cas, la douleur survient lorsqu'un disque de la colonne enfle, se rompt, bombe, ou lorsqu'une hernie se produit ; une pression douloureuse s'exerce alors sur le nerf sciatique. La sciatique peut aussi être causée par une tension musculaire ou le fait de demeurer longtemps en position assise et adossée dans un fauteuil.

Implications psychologiques : Les individus souffrant de ce mal ont de la difficulté à harmoniser leur moi physique et leur moi spirituel. Par conséquent, ils se sentent tiraillés et immobilisés. La métaphore de la sciatique c'est : la paralysée causée par la peur de s'exprimer. Les facteurs significatifs de cette maladie sont les luttes pour obtenir de l'argent et du temps et la crainte concernant la survie. Les patients ont le sentiment de porter tout le poids du monde sur leur dos parce que personne ne les soutient ou les aide à porter ce fardeau. Ils sont aux prises avec un profond ressentiment, une angoisse liée à la survie et l'absence de direction ; bien souvent, ils ne font pas ce qu'ils devraient faire, tout en étant conscients de ce problème. Ils sont hypercritiques, accablés, confus, ils ont trop d'activités et sont excessivement indépendants. Ils ne demandent ni ne veulent de l'aide, mais sont dégoûtés de voir que personne ne les aide. Ils sont en colère contre eux-mêmes parce qu'ils sont coincés dans une situation qu'ils ne peuvent changer, et ils sont déçus intérieurement parce qu'ils refusent de regarder la situation en face.

Émotions associées : ressentiment, frustration, colère, déception, indignation, solitude.

Les besoins sous-jacents à la maladie : âme — le besoin de grandir et de s'exprimer.

Ce qu'il faut changer : les attitudes.

Sclérose en plaques (SEP)

Description générale : Il s'agit de la détérioration de la myéline, la couche protectrice des nerfs. Une inflammation se déclenche, la myéline ne peut plus jouer son rôle correctement, des courts-circuits de l'influx nerveux se produisent, ce qui provoque une inflammation des nerfs. Des épisodes inflammatoires répétés produisent une sclérose (une lésion) et, même si la couche protectrice peut normalement se réparer elle-même, le dommage se produit si rapidement que le processus de guérison n'a pas le temps de se mettre en place. C'est une maladie dégénérative du système nerveux central qui progresse lentement et peut même disparaître pendant un certain temps avant de réapparaître. Ce trouble auto-immun semble être relié au zona et au virus d'Epstein-Barr.

Implications psychologiques : On découvre presque toujours que les gens qui en sont atteints n'ont pas confiance en eux, en leur intuition ou dans le processus de la vie — ils ne croient pas en général que la vie leur fournira ce dont ils ont besoin pour survivre. Bien souvent, ils n'ont pas le sentiment de maîtriser leur vie, de sorte qu'ils essaient de tout programmer et planifier dans les moindres détails. Ce sont des gens résolus, opiniâtres ; ils ont des opinions bien arrêtées, ils croient qu'ils ont toujours raison et que les autres se trompent. Ils résistent au changement tant qu'ils n'ont pas compris parfaitement ce qu'il implique et la façon dont ils en seront affectés. Ils affichent un comportement obsessionnel-compulsif. Ils ont le sentiment d'assumer seuls la responsabilité de résoudre les problèmes de tout un chacun ; pourtant, dès qu'on leur demande de l'aide, ils éprouvent du ressentiment et s'imaginent que l'on veut profiter d'eux et de leur bonté. Ils sont portés à trop analyser les situations et les problèmes. Cela les paralyse mentalement et les rend indécis, de sorte qu'ils craignent de poser le moindre geste par crainte de se tromper. Ils préfèrent rester là où ils sont et éviter de prendre des décisions plutôt que de faire une erreur qu'ils pourraient regretter par la suite. La paralysie consécutive à l'analyse est un problème courant chez eux.

Émotions associées : anxiété, colère, tristesse, dégoût, appréhension, terreur, peur de l'inconnu, peur pour la survie, peur de la trahison.

*Les besoins sous-jacents à la mal*adie : esprit — se sentir en sécurité et en contrôle de sa vie.

Ce qu'il faut changer : les pensées.

Syndrome de fatigue chronique (SFC)

Description générale : On a jadis considéré que ce syndrome était causé par une fatigue générale consécutive à un surcroît de travail ou un stress prolongé, mais les recherches ont maintenant démontré qu'il est plutôt le résultat d'un désordre du système auto-immun qui, curieusement, affecte plus les femmes que les hommes. On croit que la cause en serait le virus Epstein-Barr à l'origine de la mononucléose, car les deux maladies présentent de nombreux symptômes similaires ; mais les résultats ne sont pas encore probants.

Implications psychologiques : La cause sous-jacente la plus commune associée au syndrome de fatigue chronique est la frustration qui résulte d'une surcharge mentale et du sentiment de ne jamais avoir de temps pour les choses importantes. Les patients atteints de cette maladie sont aux prises avec ce que le Dr Stephen Covey, auteur de *Les 7 habitudes de ceux qui réalisent tout ce qu'ils entreprennent*, appelle « la dépendance à l'urgence » ; cela signifie que ces patients sont mus par le besoin de faire ce qui est urgent plutôt que ce qui est important. Les patients atteints du SFC affirment invariablement qu'avant leur maladie, ils avaient l'impression d'avoir perdu la maîtrise de leur vie ; leur agenda, disent-ils, était trop chargé, ils se sentaient engourdis sur le plan émotionnel, ils passaient d'une chose à l'autre à toute vapeur et n'avaient jamais le temps de jouir de la vie. Ils se plaignent, disant que les gens drainent leur énergie et puisent dans leurs ressources sans rien donner en retour. Ils n'ont plus le temps de faire ce qu'ils aiment. Ils consacrent tout leur temps à répondre aux demandes des autres. Ces gens souffrent de ce que j'appelle le « syndrome du non », à savoir l'incapacité de dire non à quelqu'un qui sollicite leur aide. Ils semblent avoir de la difficulté à déléguer les tâches et les responsabilités, et croient que s'ils ne font pas le travail eux-mêmes, rien ne sera fait correctement ou à temps.

Émotions associées : colère, ressentiment, frustration, anxiété, irritabilité, peur ou sentiment d'être trahi.

Les besoins sous-jacents à la maladie : esprit — se sentir en sécurité et en contrôle de sa vie.

Ce qu'il faut changer : les pensées.

Syndrome de l'intestin irritable (SII)

Description générale : Il s'agit d'une inflammation chronique ; une irritation des membranes du côlon qui provoque des crampes abdominales, des douleurs aiguës et lancinantes ou des problèmes de constipation, de diarrhée, des indigestions, des gaz, des ballonnements, des éructations ou des nausées. Des changements apportés au régime alimentaire constituent le meilleur traitement.

Implications psychologiques : Le stress et l'inquiétude chronique sont des facteurs importants de cette maladie. Les sujets atteints sont généralement nerveux et ils s'inquiètent de l'avenir. Ils veulent réaliser de grandes choses, mais ne semblent jamais pouvoir répondre à leurs propres attentes de sorte qu'ils vivent toujours avec un sentiment de déception. Prompts à l'autocritique, ils ont de la difficulté à accepter le changement. La peur de l'échec est omniprésente chez eux et la question du contrôle revêt une importance primordiale. Ils gèrent dans le moindre détail le temps, les tâches, les activités des autres et même leur propre horaire, car ils craignent que tout s'écroule s'ils cessent de tout contrôler. Autoritaires, dominateurs, irritables et rarement satisfaits, ils développent souvent un comportement obsessionnel-compulsif. Imprévisibles sur le plan émotionnel, ils sont parfois lunatiques, pensifs, et d'humeur changeante. Comme ils sont peu portés à confier leurs sentiments ou leurs pensées, les gens dans leur entourage ont de la difficulté à comprendre ce qu'ils vivent. Ils sont du genre à insister, harceler et semblent incapables de laisser les gens tranquilles. Ils deviennent agressifs et recherchent la confrontation quand ils se sentent mal dans leur peau.

Émotions associées : frustration, inquiétude, culpabilité, rage, colère, déception.

Les besoins sous-jacents à la maladie : corps — entrer en relation avec les autres et se sentir aimé ; esprit — se sentir en sécurité et en contrôle de sa vie.

Ce qu'il faut changer : les schémas comportementaux et les pensées.

Troubles auto-immuns

Description générale : Ces troubles apparaissent lorsque les mécanismes du système immunitaire sont déséquilibrés. Celui-ci réagit aux tissus corporels normaux comme s'ils étaient allergènes ; le corps devient donc allergique à lui-même et le système se retourne contre lui-même.

Implications psychologiques : À la racine de tous les troubles auto-immuns — que ce soit la fatigue chronique, le lupus, l'arthrite rhuma-toïde, la fibromyalgie ou le sida — on trouve généralement un schéma psychologique — les exigences envers soi-même sont trop élevées et la colère est dirigée contre soi. Ce type de rage rend les individus allergiques à eux-mêmes ; ils se retournent alors contre eux-mêmes ; ce schéma ressemble à ces maladies qui amènent le système immuni-taire à se retourner contre lui-même. En règle générale, les individus chez qui on retrouve les plus fortes prédispositions à ces maladies sont ceux qui doutent d'eux-mêmes au point d'en être paralysés ; ceux qui ne trouvent jamais, semble-t-il, les satisfactions personnelles qu'ils recherchent et ne peuvent assouvir leurs désirs ; ceux qui ont l'impression de ne jamais pouvoir trouver leur place dans les struc-tures sociales conventionnelles ; ceux qui ont peur de l'échec, ne peu-vent faire confiance, et s'accablent constamment de critiques.

Émotions associées : peur, colère, anxiété, frustration, honte.

Les besoins sous-jacents à la maladie : âme — grandir et s'exprimer ; esprit — se sentir en sécurité et en contrôle de sa vie.

Ce qu'il faut changer : les attitudes et les pensées.

Zona

Description générale : Il est causé par l'herpès zoster, un virus de la même famille que le virus responsable de la varicelle. Le zona consiste en des éruptions cutanées se manifestant sous forme de cloques très douloureuses, enflammées et hypersensibles qui apparaissent au niveau du tronc, le long d'un nerf périphérique. C'est une infection aiguë du système nerveux. Quand il est actif, le virus peut causer une légère fièvre, des douleurs musculaires et une douleur intense dans la région du corps affectée.

Implications psychologiques : Le thème central de ces gens est que les choses ne sont jamais comme elles devraient être. Par conséquent, ils sont constamment déçus et frustrés. Ils s'agitent et s'irritent facile-ment quand ça ne va pas comme ils le voudraient. Ils ont tendance à gérer dans le moindre détail les tâches, les gens et la vie, et craignent que tout s'effondre s'ils ne le font pas. Le manque de soutien et d'argent suscite la rage en eux. La vie en général et les relations humaines en particulier les rendent nerveux et angoissés. Ils ont l'impression que, parce qu'ils sont gentils, les autres les exploitent et les sucent jusqu'à la moelle. Leur attention est tellement concentrée sur leurs besoins physiques qu'ils se sentent déconnectés de leur nature spirituelle. Quand ils se sentent dépassés par les événements, ils s'isolent, évitent les interactions et s'apitoient sur leur sort. Ils s'en prennent à eux-mêmes lorsqu'ils ne répondent pas à leurs propres attentes. Ils s'érigent en juge et s'adonnent à l'autocritique au point d'adopter un comportement autodestructeur. Ils cherchent désespérément à prouver qu'ils peuvent réussir et réaliser leurs rêves — et qu'ils vont y arriver sans l'aide de personne, ce qui entre en contradiction avec leur désir d'être aidés et appuyés par les autres.

Émotions associées : déception, colère, frustration, honte, culpabilité, inquiétude.

Les besoins sous-jacents à la maladie : corps — entrer en relation avec les autres et se sentir aimé.

Ce qu'il faut changer : les patterns.

Vous seuls pouvez vous guérir

Le principe fondamental de la guérison psycho-spirituelle réside dans le changement; il ne s'agit pas nécessairement de tout changer d'un seul coup ni de vous attaquer à quelque chose de trop inquiétant, ce qui vous inciterait à tergiverser au moment de franchir les étapes requises. Il s'agit plutôt de procéder à une simple modification à la fois, comme par exemple : changer une pensée, une attitude ou un modèle de comportement. Ce faisant, vous attirerez ce que vous cherchez. Votre vie correspondra à vos désirs et vous aurez une bonne santé, ce qui vous permettra de jouir de tous les plaisirs accessibles.

Cependant, je tiens à vous prévenir : une fois que vous aurez commencé à effectuer des changements, votre vie ne sera plus jamais la même. Vous verrez : les gens de votre entourage vous demanderont ce qui vous est arrivé. Il se peut qu'ils éprouvent un certain malaise, car ils ne pourront plus vous dominer ou utiliser vos vieux scénarios pour vous culpabiliser. Il se peut même que certains individus vous

demandent de leur communiquer votre nouvelle sagesse et leur enseigner les étapes qui vous ont mené à l'autoguérison.

Quelles sont ces étapes ? Vous allez les trouver dans ce dernier
chapitre.

CHAPITRE 13

Les étapes de l'autoguérison

Maintenant que je vous ai présenté la conscience et le savoir de la maladie dans le corps humain, j'espère pour vous que :

- Votre perception de la maladie a suffisamment changé pour vous permettre de réaliser que celle-ci ne résulte pas d'un seul, mais de plusieurs facteurs.

- Vous avez compris que la guérison est un voyage intime et non pas un plan de traitement qui convient à tous ; vous seul pouvez vous guérir, les autres ne peuvent que vous soutenir au cours de ce processus.

- Vous avez reconnu que la guérison exige la mise à jour des facteurs cachés derrière la maladie à tous les niveaux — mental, émotionnel, physique et spirituel — et a peu à voir avec la souffrance de même qu'elle ne doit pas non plus être un processus stressant.

- Vous comprenez que pour guérir, il faut connaître les étapes à franchir et l'endroit où amorcer le processus.

- Vous savez qu'il faut fournir à l'âme, à l'esprit et au corps tout ce dont ils ont besoin.

- Le plus important : vous croyez que la guérison survient *uniquement* quand il y a un changement.

Étape 1 : Changez vos pensées

La première étape dans le processus de guérison commence par la modification des pensées. Pourquoi à ce moment-ci ? Parce que vos pensées sont responsables de votre état mental et déterminent si vous serez malade ou en santé. Elles définissent qui vous êtes, ce que vous pensez, comment vous agissez et ce que vous deviendrez. Le pouvoir d'une simple pensée change tout pour vous, et cela, instantanément. Elles modifient la chimie du cerveau et du corps, le flux de l'énergie dans le corps énergétique, la façon dont vous vous sentez intérieurement ; ce sont vos pensées qui détermineront si votre âme pourra s'exprimer sur le plan physique au moyen de vos paroles et vos actions.

En entretenant des pensées négatives, vous envoyez des messages de maladie dans chaque cellule de votre corps. Vous entravez le fonctionnement sur le plan physique et diminuez votre immunité. Vos cellules deviennent alors vulnérables aux virus et aux infections, et ne sont plus capables de rester saines et fonctionnelles. Le vrai problème c'est la création de cet état mental malsain.

En revanche, quand vous entretenez des pensées positives, vous envoyez des messages de santé qui disent à votre âme, votre esprit et votre corps que tout va bien. Vous renforcez votre immunité et revitalisez les cellules en plus de créer un environnement interne propice à la santé. *Les pensées sont associées aux besoins de notre esprit, lequel recherche un sentiment de sécurité et de maîtrise dans la vie.*

Voici quelques suggestions pour faciliter le changement de vos pensées :

- *Soyez à l'écoute de votre monologue intérieur.* Prêtez attention à la façon dont vous vous parlez car celle-ci reflète la qualité de vos pensées. Quand vous vous entendez dire des choses que vous ne diriez même pas à votre pire ennemi, cessez immédiatement.

- *Découvrez et apprenez à écouter votre guide intérieur.* Ce guide n'est pas votre conscient mais votre intuition. Quelle est la différence entre les deux ? Le premier terme fait référence à cette voix qui vous harcèle et vous réprimande parce que vous n'avez pas rempli une tâche ou que vous l'avez mal fait. Elle génère de l'anxiété et du stress. Cherchez plutôt à entendre la voix de votre âme car celle-ci ne va jamais vous gronder, pas plus qu'elle ne créera d'anxiété. Elle va plutôt vous encourager, vous inspirer, vous offrir des possibilités et susciter votre enthousiasme. Elle stimule aussi le besoin de changer ses pensées. Si vous avez pris l'habitude d'écouter et d'agir seulement en fonction du discours et des demandes de votre conscient, l'écoute de l'autre voix exigera peut-être de vous de la pratique et de la concentration. Les bénéfices, toutefois, en sont très nombreux.

- *Ne cédez pas à l'ennui.* L'ennui crée un environnement mental propice aux pensées négatives qui montent alors à la surface et répètent leurs messages encore et encore. Un cerveau désœuvré fera tout pour remplir le vide des pensées improductives. Pour se tenir occupé, il ira même, à la limite, jusqu'à créer de la douleur et la maladie.

- *Continuez d'apprendre.* L'acquisition de connaissances stimule le développement des neurones et pousse le cerveau à se réorganiser quand il est coincé dans des schémas de pensée malsains. Cette activité garde l'esprit alerte et favorise la communication entre les cellules cérébrales. Vous pouvez vous débarrasser des toiles d'araignée mentales en lisant davantage, en vous inscrivant à l'université ou en prenant des cours pour adultes. Développez de nouvelles habiletés qui vous permettront d'améliorer vos facultés mentales et devenez expert dans un domaine qui vous intéresse.

- *Exprimez votre créativité.* Le cerveau a plus de difficulté à céder à l'ennui ou à se fixer sur des pensées négatives quand il élabore quelque chose de nouveau. La créativité nourrit l'esprit et l'âme et permet aux dons et aux talents personnels de s'épanouir. Elle fait passer vos pensées du familier à la nouveauté et génère un certain niveau de stimulation mentale. Apprenez à peindre, à jouer de la musique ou à écrire. Pratiquez une activité qui favorise l'expression du cerveau droit. Jamais le conditionnement ne vous permettra de vous exprimer comme peut le faire la créativité ; de plus, celle-ci vous permettra également de faire de la place au divertissement dans votre vie.

- *Si vous ne pouvez les éliminer, redéfinissez-les.* Carl Jung disait : «Tout tient dans la façon de voir les choses et non pas dans la nature de ces choses.» Si vous avez de la difficulté à changer vos pensées, alors redéfinissez leur rôle. Au lieu de les voir comme des limites, voyez-les comme des occasions. Accueillez-les comme de bonnes amies et considérez-les comme un défi que vous avez hâte de relever. Demandez-vous : *Quel est le meilleur usage que je puisse faire de mes pensées pour faciliter mon processus de guérison ?*

- *Évaluez vos choix avant de les arrêter.* Posez-vous la question : *Pour quelles raisons est-ce que je fais ces choix ? Pour les miennes ou pour celles d'une autre personne ?* Vous saurez en répondant à cette question si c'est une bonne décision ou non. Retenez les options qui ont de l'importance à vos yeux et qui sont en accord avec vos principes et vos valeurs. Ne vous compromettez pas et ne compromettez pas votre intégrité. Souvenez-vous que la satisfaction personnelle et la sensation d'être bien dans sa peau sont plus importantes qu'un compte en banque bien garni ou le fait d'être aimé pour de mauvaises raisons.

- *Brisez vos routines mentales.* Si vous êtes enclins à vous en tenir à des recettes éprouvées, prenez un risque et essayez quelque chose de différent — sortez des sentiers battus. Ce faisant, vous vous débarrasserez de ce fouillis que les pensées répétitives ont formé avec le temps et qui encombre votre esprit, et vous ferez de la place à l'exploration et à la créativité. Demandez-vous : *Qu'arriverait-il si* ? Et *Pourquoi pas* ? Revenez à la maison par un chemin différent, développez de nouveaux intérêts, ramenez la curiosité dans votre vie, ouvrez-vous à l'inattendu et prenez plaisir aux surprises que l'inconnu vous offre.

- *Développez un sens holistique de la réalité.* Ne laissez pas les peurs, les préjugés et les croyances limiter votre sens de la réalité. Ceux-ci rétrécissent votre monde extérieur et le réduisent à ce qui semble fiable et sécuritaire, réduisant en même temps le champ de vos accomplissements. Élargissez plutôt votre perception de la réalité de façon à saisir comment votre environnement affecte votre monde intérieur. Mettez votre intuition à contribution et faites-en un outil d'observation qui vous permettra de voir les choses comme elles sont réellement, et non pas telles que vous voudriez qu'elles soient. Vous pourrez alors découvrir les occasions que la vie vous offre et faire des choix plus judicieux et plus sains.

- *Plutôt que de ressasser les problèmes, cherchez les solutions.* Notre objectif dans la vie est de faire des expériences, et avec celles-ci viennent les problèmes — parfois beaucoup de problèmes. Votre santé ne se définit pas par le nombre de défis relevés mais par la façon dont vous les relevez. Voyez dans chaque obstacle une occasion d'exercer votre esprit plutôt qu'un dilemme insupportable. En résolvant vos propres problèmes, vous vous affranchissez de l'autorité et des problèmes des autres. Vous devenez maître de votre destinée et attirez des expériences propices à la santé.

Étape 2 : Changez vos attitudes

Le verre est-il à moitié plein ou à moitié vide ? La réponse que vous donnerez à cette question familière sera un indicateur de votre attitude. La seconde étape dans le processus de guérison consiste à changer vos attitudes, car ce sont elles qui déterminent la façon dont vous vous engagez émotionnellement dans la vie ainsi que votre mode d'interaction avec les autres. Les attitudes ont un impact sur le bien-être du corps. Elles englobent toutes les expressions émotionnelles, positives et négatives, et sont multidimensionnelles par nature ; cela signifie que vous pouvez avoir une perspective optimiste sur le plan spirituel, mais une disposition mentale néfaste.

La guérison requiert une disposition affirmative à tous les niveaux — spirituel, mental et émotionnel. Les attitudes façonnent votre perspective de l'existence, influent sur la perception que vous avez de vous-même, affectent votre conduite et déterminent le degré de votre implication dans votre rétablissement. Les attitudes positives se manifestent par le courage, l'audace et la résilience — autant de qualités requises pour relever les défis de l'existence. Les attitudes négatives posent des limites, génèrent de la peur et déforment la perception que nous avons de ce que nous sommes capables d'accomplir.

Vos attitudes permettent aux autres de savoir si vous avez confiance en vous ou si vous avez le sentiment d'être une victime, et elles informent les gens sur votre situation bien avant que vous ayez prononcé un seul mot. Elles affectent votre engagement à demeurer ferme dans vos convictions, et ce sont elles qui décident si vous flancherez ou pas sous la pression. *Les attitudes sont associées aux besoins de l'âme : grandir et s'exprimer.*

Voici certaines suggestions pour vous aider à changer vos attitudes :

- *Prenez conscience de vos besoins.* Vous n'êtes pas obligé de faire une analyse compliquée et épuisante sur le plan émotionnel, ou d'y consacrer beaucoup de temps. Vous pouvez commencer sur une petite échelle comme, par exemple, reconnaître que vous avez besoin de quelques minutes de tranquillité à votre retour à la maison après le travail, avant de plonger dans le tourbillon des demandes de la famille ; ou encore, reconnaître que vous avez besoin de passer du temps avec vos amis sans éprouver de la culpabilité ou vous soucier des sentiments des autres. Permettez-vous de faire passer vos besoins en premier en faisant des choses qui vous plaisent.

- *Recadrez votre perception des émotions.* Les émotions sont bonnes pour la santé — ce sont des moyens que l'âme choisit pour que vous sachiez ce que vous ressentez dans une situation précise, et pour vous alerter lorsque vous compromettez votre vraie nature. Le message de la colère, par exemple, quelle qu'en soit la cause, est celui-ci : les choses doivent changer immédiatement car cette situation est malsaine pour vous. Elle révèle à quel point vous avez le sentiment de vous compromettre et vous dit que vos frontières personnelles ont été violées. Quand vous réalisez que vous êtes en colère, trouvez des moyens de l'exprimer de façon que celle-ci ne soit pas destructrice pour vous ou pour les autres. Apprenez à l'assumer sans la mélanger à d'autres émotions telles que la culpabilité, l'inquiétude ou le ressentiment.

- *Accordez-vous du temps pour pleurer si besoin est.* Nous avons tous besoin à un certain moment de pleurer un bon coup pour libérer les émotions enfouies en nous. Les larmes permettent de libérer des substances chimiques qui sont ensuite véhiculées par le sang dans toutes les parties du corps, et ont même la réputation d'accélérer la guérison des blessures cutanées. Elles nous aident aussi à être plus efficaces lorsque nous devons relever les défis de l'existence.

- *Soyez aussi bon envers vous-même qu'envers les autres.* Il y a dans la nature humaine un aspect curieux qui nous pousse à être gentils avec les étrangers et ceux que nous aimons beaucoup, mais nous rend réticents à en faire autant pour nous-mêmes. Nous serons plutôt portés à nous reprocher ce que nous percevons comme des lacunes chez nous et à rechercher constamment la perfection — même quand nous essayons quelque chose pour la première fois. Soyez indulgent envers vous-même et concentrez votre attention sur ce que vous faites bien. Soyez patient et donnez-vous une petite tape sur l'épaule chaque fois que vous êtes fier de ce que vous avez accompli.

- *Amour.* Cette émotion possède de puissantes vertus thérapeutiques et elle facilite grandement le changement des attitudes. En vous voyant à travers les yeux d'une autre personne, vous pouvez réaliser que vous êtes une personne aimante et merveilleuse et que vous prenez vraiment soin des autres. C'est un cadeau de la vie et c'est ce qui vous incite à donner encore — plus vous aimez et plus vous recevez d'affection en retour. Le Dr Bernie Siegel a eu ces mots formidables : « Quand on aime, on ne connaît jamais l'échec. »

- *Soyez indulgent envers vous-même.* Si vous croyez qu'il n'y a jamais d'erreurs ou de pertes totales dans la vie, mais seulement des occasions d'apprendre, alors vous aurez beaucoup plus de facilité à être indulgent envers vous-même. Acceptez-vous comme vous êtes, avec vos faiblesses et vos imperfections. La pratique de l'indulgence envers soi-même rétablit la connexion entre l'âme, l'esprit et le corps. Elle permet à l'énergie du cœur de circuler librement à travers le moi physique en emportant avec elle des messages de guérison vers chaque cellule. L'indulgence envers soi-même est l'expression ultime de l'amour de soi.

- *Riez davantage.* Il est difficile (sinon impossible) de maintenir une attitude négative en riant de bon cœur. En outre, c'est très bon pour le corps — c'est une sorte de programme d'exercice interne — car le rire fait travailler les poumons, le cœur, le cerveau et les muscles. Tordez-vous de rire en lisant un livre humoristique, regardez un film comique ou recherchez la présence des enfants. Notez le nombre de fois où ceux-ci rient et ce qu'ils trouvent amusant. Vous serez peut-être surpris de voir que des choses très simples vous font rire. Dans un livre qu'il a écrit il y a près de 400 ans et qui s'intitule *L'anatomie de la mélancolie*, Robert Burton dit : « L'humour purge le sang et garde le corps jeune et plein d'entrain. »

- *Développez une attitude reconnaissante.* La gratitude ouvre votre cœur et inonde votre corps de l'énergie thérapeutique de l'amour. Elle donne naissance uniquement à des émotions positives et crée un sentiment de bonheur, car elle vous aide à vous souvenir de ce qui compte vraiment dans la vie. La gratitude encourage les gestes de bonté gratuits et centre votre attention sur ce qui est bon et juste dans la vie. Elle vous aide à apprécier les choses simples et vous rappelle de dire merci pour tout ce que vous avez. Elle ajoute à ce qui semble banal une note de respect mêlé d'admiration, d'émerveillement, de plaisir, voire de ravissement. La reconnaissance vous amène à vous sentir bien, favorise la santé et profite à l'âme.

- *Ne renoncez jamais à l'espoir.* Même dans les temps difficiles, alors que vous avez le sentiment d'être plongé dans la nuit obscure de votre âme, ne renoncez pas à l'espoir, car là où il se trouve, la peur n'a plus sa place. Dans le processus de guérison, l'espoir peut s'avérer plus puissant que n'importe quel traitement proposé par les médecins. Il vous donne la force d'affronter toutes les situations de l'existence avec grâce et assurance.

- *Tenez un journal de guérison.* Rien ne guérit plus vite les blessures émotionnelles du passé que le fait de les ramener à la surface et de les examiner à la lumière du jour. Si vous reléguez les vieilles blessures, ainsi que leurs fortes charges émotionnelles aux confins de votre cerveau, celles-ci s'alimenteront elles-mêmes, au point où, insidieusement, elles deviendront impossibles à transmuter. Plus grosses que nature, elles génèreront des comportements anormaux et déformeront la perception que vous avez de vous-même.

  Le journal de guérison vous permettra de mettre des mots sur vos peurs, vos blessures, vos insécurités et toutes ces choses du passé que la gêne vous interdit de confier aux autres. Il révèle ce qui est sens dessus dessous, il n'y a plus de secret. Tel un coup de sabre puissant, l'écriture met en évidence la façon dont vous vous sentiez alors, et celle dont vous vous sentez maintenant. Elle vous fait voir comment ces expériences vous ont affecté et continuent d'avoir un impact sur vous. Le fait d'écrire sur ces expériences vous permet de vous débarrasser des charges émotionnelles qui leur sont associées sans pour autant vous rendre vulnérable. Un journal a ceci de précieux qu'il vous incite à vous pencher sur une vieille blessure au moment où vous êtes prêt, lorsque vous sentez que vous en avez la force sur le plan émotionnel.

Étape 3 : Changez vos schémas comportementaux

La dernière partie du processus de guérison est sans doute la plus facile, car tout ce que vous avez à faire c'est de prendre du recul et devenir l'observateur de votre comportement. Vous pouvez voir immédiatement vos habitudes, vos zones de confort, vos thèmes centraux et les particularités de votre personnalité, en plus d'identifier les schémas créés par tous ces éléments. Toutefois, commencer ici ne serait pas vraiment une bonne idée. La douleur et le stress s'en trouveraient bien sûr soulagés, mais cela ne vous permettrait pas de traiter ce qui est à l'origine des schémas comportementaux. Voilà pourquoi il est si important de commencer à l'étape 1 et d'aller droit à la source du problème — la pensée.

Il n'est pas nécessairement facile de découvrir la racine d'un schéma de comportement. Avec les années, celle-ci a été enfouie sous d'autres pensées jugées similaires par le cerveau. C'est ici que les schémas comportementaux peuvent s'avérer précieux, car non seulement ils permettent d'identifier le concept que vous recherchez mais aussi la qualité de toutes les pensées sous-jacentes à un comportement répétitif, ce qui vous permet de vous concentrer sur ce qui doit être changé.

Pensez à un schéma de comportement qui semble vous limiter. Il se peut, par exemple, que vous soyez toujours en retard. C'est devenu un sujet de dispute dans vos relations personnelles ou au travail et qui vous a même empêché d'avoir accès à une promotion. Pourtant, en y regardant de plus près, vous vous apercevez qu'il existe des situations où vous êtes non seulement à l'heure mais en avance. Qu'est-ce qui diffère alors ? Quelles sont les pensées à l'œuvre derrière le fait d'être en retard ? Sont-elles empreintes de ressentiment parce que vous devez faire une chose qui vous contrarie ? Qu'y a-t-il derrière le fait d'être à l'heure ? Ces pensées reflètent-elles ce que vous voulez faire ?

Une fois que vous avez reconnu cette différence, il devient facile, en changeant la pensée, de modifier le schéma de comportement. Au lieu d'agir en fonction des autres, agissez pour vous-même. *Les schémas comportementaux sont associés aux besoins du corps suivants : entrer en relation avec les autres et se sentir aimé.*

Voici quelques suggestions pour faciliter la transformation de vos schémas comportementaux :

- *Prenez conscience de vos schémas comportementaux.* Ceci fait, vous pourrez en toute conscience choisir ceux que vous voulez garder et ceux que vous voulez changer.

- *Créez un cercle d'amis intimes.* Ainsi, vous resterez impliqué dans la vie et vos amis vous inviteront à participer à des activités nouvelles et différentes. Vous vous sentirez aussi à l'aise de partager vos émotions, vos peurs, vos peines, vos désirs les plus intimes, vos rêves et vos objectifs, sans crainte d'être jugé. Ils élargiront la perception que vous avez de vous-même et ils vous feront signe si vous posez des gestes nuisibles pour vous-même. Il est difficile de rester en santé si on s'isole. Toutes les études montrent invariablement que les gens qui s'impliquent dans des relations intimes et suivies, appartiennent à des clubs ou des organisations, et ont un cercle d'amis fiables, vivent plus longtemps et en meilleure santé.

- *Impliquez-vous et aidez les autres.* Il n'y a rien de mieux pour vous sortir rapidement du marasme mental que de tendre la main à quelqu'un qui en a besoin. De fait, cette disposition à aider est imprimée dans votre cerveau. Lorsque vous aidez quelqu'un, votre cerveau envoie des messages de guérison et libère des endorphines. Vous n'avez pas été conçu pour être seul. Vous avez besoin des gens et vous devez vous impliquer dans la vie si vous voulez rester en santé. Joignez-vous à une organisation dont la cause est chère à votre cœur et offrez bénévolement du temps, de l'argent ou toute autre ressource dont vous disposez. Ce don est aussi bénéfique pour vous, car en aidant les autres, vous trouvez en même temps un appui.

- *Essayez quelque chose de nouveau.* Élargissez le champ de vos activités, ne serait-ce qu'en essayant une nouvelle recette chaque semaine ou en changeant le style ou la couleur de votre chevelure. Il est facile de sombrer dans la routine et d'emprunter le chemin de la facilité quand les vieux schémas déterminent votre vie. Faites quelque chose d'audacieux comme, par exemple, commander un met inconnu dans un resto ou délaisser l'habituel restaurant pour un nouveau. Planifiez des vacances différentes de façon à rencontrer de nouvelles personnes et pratiquer des activités sociales différentes. Apprenez à danser, faire de la musique ou peindre.

- *Introduisez le jeu dans votre vie quotidienne.* La vie devient ennuyante et terne en l'absence de jeu. Choisissez une plage horaire où vous pourrez faire tout ce qui vous tente et apprenez à jouir des temps libres, même si votre perception du plaisir diffère de celle des autres. Le loisir joue un rôle immense dans la capacité d'autoguérison du corps, car il permet d'évacuer le stress et les éléments négatifs qui accompagnent les responsabilités de l'âge adulte. Vous avez du mal à ne pas rire et ne pas être joyeux quand vous vous rendez compte que l'activité que vous pratiquez vous rend le cœur léger. Il est aussi plus difficile de prendre la vie trop au sérieux quand vous vous amusez.

- *Suivez votre voie.* Plutôt que d'essayer de ressembler ou d'agir comme tout le monde, trouvez un élément qui vous distingue des autres, qui vous rende unique. Misez là-dessus et utilisez votre trouvaille comme source d'inspiration pour modifier vos vieux schémas comportementaux. Entourez-vous de gens différents et qui suivent leur propre voie. Observez-les et identifiez ce que vous admirez chez eux. Ce sont peut-être des visionnaires, de grands penseurs, des artistes ou des activistes. Le fait d'être en compagnie d'individus qui croient en eux-mêmes pourra vous aider à en faire autant.

- *Apprenez-en davantage sur vous-même.* Rien ne change plus rapidement les vieux schémas comportementaux que le fait de découvrir un élément nouveau chez soi. Étudiez davantage votre personnalité et les raisons pour lesquelles vous pensez et agissez comme vous le faites. Impliquez-vous dans des activités qui révèlent vos talents naturels et trouvez une façon de les développer. Cessez de penser que vous avez passé l'âge d'apprendre. Tout le monde peut apprendre, il suffit d'avoir une bonne motivation. Apprenez à connaître ce qui vous motive.

- *Passez du temps dans la nature.* En observant le monde de la nature, vous commencerez à comprendre que votre vie passe elle aussi par des cycles et qu'elle comporte des flux et des reflux. Vous découvrirez comment tout ce qui existe dans la nature est en symbiose, que chaque élément est relié à un ensemble d'une façon ou d'une autre, tout en demeurant différent. Vous observerez la pureté et la simplicité de la vie et vous découvrirez que chaque composante de l'environnement ne cherche pas à être autre chose que ce qu'elle est — elle essaie de faire de son mieux. Vous verrez qu'il faut du temps pour grandir et que chaque chose progresse à son propre rythme.

- *Restez en mouvement.* Ce qu'il y a d'intéressant dans le mouvement c'est que tout change d'un moment à l'autre. Si vous bloquez le mouvement, vous bloquez le changement et, telle une eau immobile, vous devenez stagnant. Sans le mouvement, il n'y a pas de danse, de travail ou de jeux. Celui-ci garde l'énergie en circulation dans le corps énergétique et unifie les mondes intérieurs et extérieurs. Bouger c'est vivre ; inhiber l'action rend malade. Le mouvement est bon pour l'âme, l'esprit et le corps, en plus de briser les vieux schémas.

La maladie est une pédagogue

À sa façon bien particulière, la maladie est une grande pédagogue. Elle attire notre attention sur ce qui l'a causée ; et notre travail, pour peu que nous voulions guérir, consiste à dévoiler et éliminer cette cause. Nos priorités se déplacent immédiatement pour passer des demandes de l'environnement extérieur vers les besoins de notre monde intérieur. Cela contribue à nous rappeler ce qui est important et nous procure du temps pour la réflexion et l'introspection. La maladie rappelle à chacun de nous que, au plus profond de notre être, nous détenons un pouvoir de guérison à ce point efficace qu'il peut transmuer un cancer ou d'autres maladies graves. Mais la maladie nous rappelle que, pour accomplir une telle prouesse, nous devons rompre avec la rhétorique habituelle qui nous obsède au point d'en oublier de répondre aux besoins de l'âme, de l'esprit et du corps.

Dans son livre, *La biologie de l'espoir — le rôle du moral dans la guérison*, Norman Cousins nous rappelle que « l'espoir est le pouvoir curatif de l'âme, et que la reconnaissance envers la vie peut s'avérer un tonique de premier ordre pour les souffrances du corps et de l'esprit. » Quand nous sommes obnubilés par les alligators, nous avons de la difficulté à nous souvenir que l'objectif est d'assécher le marécage. La maladie agit comme un catalyseur qui nous immobilise et redirige immédiatement notre attention vers l'intérieur. C'est ainsi que nous nous souvenons des objectifs de notre vie :

- Vivre dans la joie.

- Aimer sans peur d'être blessé.

- Rire souvent, se divertir davantage.

- Apprendre de ses expériences.

- Utiliser ce que l'on a appris pour élargir notre perception de soi.

- S'affranchir des limitations du conditionnement.

- S'épanouir sur le plan personnel et évoluer sur le plan spirituel.

- Vivre longtemps et tirer profit des enseignements.

De plusieurs façons, la maladie nous permet de reprendre contact avec notre âme et notre nature spirituelle et de rétablir le lien avec l'esprit et le corps. Elle nous offre aussi l'occasion d'effectuer les corrections nécessaires dans notre trajectoire pour retrouver notre chemin et nous souvenir de notre vraie nature. Quand nous retrouvons notre vrai moi — par opposition au moi conditionné — nous sommes prêts à avancer dans l'existence avec la confiance et le courage nécessaires pour changer les pensées, les émotions, les croyances, les attitudes et les thèmes centraux qui sont à la source de nos maladies. Par la suite, et grâce à l'autoguérison, nous pouvons élaborer un genre de vie qui correspond à nos désirs et conserver notre santé.

Je pense que Henry David Thoreau a décrit éloquemment le processus de guérison par ces mots : « Si quelqu'un avance avec confiance dans la direction que lui indiquent ses rêves et s'efforce de vivre la vie qu'il a imaginée, il connaîtra un succès auquel il ne s'attendait pas. Il laissera certaines choses derrière lui et franchira une frontière invisible ; de nouvelles lois universelles et plus libérales commenceront à se mettre en place autour de lui et en lui ; ou alors, ce sont les vieilles lois qui s'élargiront et seront interprétées à son avantage dans un sens plus libéral ; et il vivra dans la liberté des êtres de niveau supérieur ».

Remerciements

Écrire un livre, quel qu'il soit, représente de nombreuses heures de travail, assis devant un ordinateur et animé par l'espoir que les mots couleront librement et que l'on parviendra à saisir sur papier l'amour, l'appui et l'encouragement offerts par des centaines de personnes, celles-là même qui ont donné une âme à son contenu. Ce livre-ci n'est pas différent : il est le reflet du cœur de chaque personne qui s'est assise devant moi pour comprendre ; il est aussi le reflet des luttes de tous ces gens contre la maladie. Plusieurs combattaient un cancer parvenu au stade IV : ces personnes m'ont montré ce qu'était le véritable courage et m'ont fait voir que l'espoir est un outil extrêmement puissant dans cette lutte pour la survie. Plusieurs ont vaincu la maladie et ainsi fait mentir leur médecin, tandis que beaucoup d'autres ont effectué une transition vers la lumière. Ces personnes étaient là au moment où j'ai voulu comprendre le diabète et ses significations cachées ; d'autres sont aussi venues quand j'ai voulu comprendre la fibromyalgie, la maladie du cœur et leurs significations cachées. Chacune d'elles a été mon professeur ; toutes m'ont aidée à parfaire ma pratique de la médecine intuitive et c'est grâce à leur soutien que je peux aujourd'hui exposer mes recherches dans ce livre. Je veux remercier chacune d'entre vous : vous avez rendu ma vie plus riche et m'avez permis d'entrer en contact avec la beauté de votre lumière. Votre présence en ce monde est une bénédiction.

Ce livre reflète la sagesse des mentors de ma vie : Thot, Hermès, Paracelse, Hippocrate, Carl Jung, Sigmund Freud, Manly P. Hall, Edgar Cayce et Louise Hay. Leurs écrits m'ont amenée à comprendre que la maladie résulte de l'action de l'esprit sur l'état physique et que de nombreux facteurs ont provoqué son apparition.

Ce livre reflète également la collaboration et l'approbation des nombreux médecins qui ont travaillé avec moi et m'ont envoyé leurs patients quand ils ne savaient plus exactement comment orienter leur traitement. Ce fut pour moi un grand plaisir que de faire partie de vos équipes ; en acceptant de collaborer avec une praticienne de la médecine intuitive, vous avez manifesté une ouverture d'esprit et fait la preuve de votre engagement et votre dévouement envers les gens que vous vouliez aider à guérir. Je sais que vos collègues ont dû se demander pourquoi vous conversiez avec une praticienne intuitive — et sans doute aussi si vous n'aviez pas perdu la tête.

Bien que l'élaboration de ce livre constitue un processus personnel, cette réalisation n'aurait pu voir le jour sans l'appui affectueux et l'insistance de mon mari, Bruce ; il m'écoute depuis 24 ans, m'aide à trouver la documentation dont j'ai besoin, est à mes côtés, sur la route et dans les salles de classe et a passé plusieurs nuits seul alors que, assise devant l'ordinateur, j'écrivais mes livres. Sa perspicacité en ce qui concerne mon travail, mes habitudes et les particularités de mon style d'écriture ainsi que son aptitude à éditer —sans trop être sûr, parfois, de comprendre ce que je voulais dire — sont un véritable cadeau dans ma vie. Il arrive rarement que la personne aimée soit aussi votre meilleur ami, votre âme sœur et votre partenaire. Il est rare également d'entretenir une relation et un amour que nous pouvons souhaiter à tous. Merci pour tout ce que tu fais.

Merci à mes filles, Diana et Cindy. Vous êtes toujours là pour moi et vous m'écoutez avec compassion et amour. C'est une joie que de vous avoir comme collaboratrices. Chacune de vous apporte une immense contribution et est aussi très talentueuse. Diana, tes habiletés en affaires constituent un apport important pour la direction et l'avenir du *Ritberger Media Group* et contribuent à la réalisation de mes rêves. Cindy, tu es une guérisseuse douée et compétente qui aide de nombreuses personnes. Nous formons une bonne équipe de guérison. Ashley, grand-maman t'aime profondément et s'émerveille devant ton courage et ta nature joyeuse malgré que tu sois aux prises avec la dystrophie musculaire. Tu me rappelles chaque jour à quel point la vie est précieuse et l'importance de trouver du plaisir dans les choses simples.

Maman, papa, Ginger et Petty, vous êtes toujours restés à mes côtés, même dans les jours les plus sombres, alors que j'essayais de comprendre ce que je devais faire avec cette façon différente que j'avais de percevoir le monde. Vous m'avez toujours crue lorsque je vous disais que je pouvais discerner l'aura des gens, des plantes et des animaux. Bien sûr, vous me regardiez parfois d'une façon qui semblait dire : *Est-elle dans son état normal ?* Mais vous m'aimiez et vous avez toujours été là pour moi. Merci.

Shannn Littrell, éditrice extraordinaire, votre maîtrise de la langue a fait en sorte de rendre mon travail accessible et acceptable sur le plan grammatical. Ce ne fut pas toujours facile, mais patiente vous fûtes, comme aurait dit Maître Jedi Yoda. J'aime votre nature enjouée et aidante. C'est un plaisir de travailler avec vous.

Jessica Kelley, vous êtes une magicienne des mots et du contenu. Une fois tout le travail achevé, vous rendez le livre encore meilleur en ajoutant une touche bien à vous. Hay House a de la chance de vous avoir dans son équipe — tout comme moi. Merci pour ce beau travail.

Merci à Louise Hay, Reid Tracy, Jill Kramer, Donna Abate, Margarete Nielsen, Carina Sammartino et toute l'équipe de Hay House pour tout ce que vous faites pour vos auteurs. Merci à Summer McStravick, Diane Ray, Emily Manning, Joe Bartlett, Sonny Salinas, Kyle Rector et Roberto Criado de HayHouseRadio.com pour vos programmes radio extraordinaires et inspirants et pour votre façon de rendre une émission amusante. Hay House est une brillante lumière dans un monde où il y en a parfois bien peu.

Danny Levin, vous avez toujours cru en moi et vous m'avez encouragée à écrire ce livre. J'espère que vous l'aimerez.

Bibliographie

ALBERTINE, Kurt, Ph.D., *Anatomica*, New York, NY, Barnes & Noble, 2001.

ALBRECHT, Karl, *Brain Power*, Englewood Cliffs, NJ, Prentice-Hall, Inc., 1980.

ALCAMO, I. Edward, Ph.D., *Anatomy Coloring Workbook*, New York, NY, Random House, 1997.

ALLEN, James, *L'homme est le reflet de ses pensées*, Éditions Un monde différent, Saint-Hubert, 1997.

BERKOW, Robert, M.D. ; Mark Beers, M.D., *Merck Manual*, Whitehouse Station, NJ, Merck Research Laboratories, 1997.

BRADSHAW, John, *S'affranchir de la honte*, Éditions de l'Homme, Montréal, 2003.

BRENNAN, Barbara Ann, *Le pouvoir bénéfique des mains*, Éditeur Tchou, Paris, 1993.

CARTER, Rita, *Atlas du cerveau*, Éditeur Autrement, Paris, 1999.

COOKE, M. B., *Signes du corps*, Éditeur Alleur, 1994.

COUSINS, Norman, *La volonté de guérir*, Éditions du Seuil, Paris, 1981.

COVEY, Stephen, *Les 7 habitudes de ceux qui réalisent tout ce qu'ils entreprennent*, Éditeur First, Paris, 2005.

DALE, Cyndi, *New Chakra Healing*, St. Paul, MN, Llewellyn Publications, 2001.

DAMASIO, Antonio, *L'erreur de Descartes*, Éditeur O. Jacob, Paris, 2008.

DOYLE, III, Bruce, *Before You Think Aother Thought*, Charlottesville, VA, Hampton Roads Publishing Company, 1997.

EPSTEIN, Donald, *The 12 Stages of Healing*, San Rafael, CA, Amber-Allen Publishing, 1994.

— — —, *Healing Myths, Healing Magic*, San Rafael, CA, Amber-Allen Publishing, 2000.

ERIKSON, Erik, *Enfance et société*, Paris, 1976.

FINCHER, Jack, *The Human Body*, New York, NY, Torstar Books, Inc., 1984.

FREIDMAN, H.S., éd., *Personality and Disease*, New York, NY, Wiley, 1990.

— — —, *The Self-Healing Personality*, New York, NY, Henry Holt, 1991.

— — —, *Hostility, Coping, and Health*, Washington, DC, American Psychological Association Press, 1992.

GALLO, Fred, *Energy, Psychology*, Boca Raton, FL, CRC Press, 1999.

GOLEMAN, Daniel, *L'intelligence émotionnelle*, Laffont, Paris, 1997.

GRAY, Henry, *Gray's Anatomy*, New York, NY, Barnes & Noble Books, 1995.

HAFEN, Brent; Keith Karren; Kathryn J. Frandsen; N. Lee Smith, *Mind/Body/Health*, Needham, MA, Allyn & Bacon, 1996.

HALL, Manly, *Adventures in Understanding*, Los Angeles, CA, The Philosophical Research Society, 1969.

— — —, *Man, Grand Symbol of the Mysteries : Thoughts in Occult Anatomy*, Los Angeles, CA, The Philosophical Research Society, 1972.

HARMAN, Willis, Ph.D. et Howard RHEINGOLD, *Créativité transcendante*, Éditions de Mortagne, Boucherville, 1992.

HARRIS, Bill, *Thresholds of the Mind*, Beaverton, OR, Centerpointe Press, 2002.

HAY, Louise L., *Transformez votre vie*, Varennes, Québec, Éditions AdA Inc., 2005

JACOBI, Jolande, éd., *Paracelus*, Princeton, NY, Princeton University Press, 1979.

JOLLY, Richard, M.D., *The Color Atlas of Human Anatomy*, New York, NY, Harmony Books, 1994.

JUDITH, Anodea, *Eastern Body, Western Mind*, Berkeley, CA, Celestial Arts, 1996.

JUNG, Carl, *Les archétypes et l'inconscient collectif*, in Correspondance, Albin Michel, Paris, 1996.

– – –, *Types psychologiques*, Librairie de l'Université, Genève, 1961.

KELEMAN, Stanley, *Emotional Anatomy*, Berkeley, CA, Center Press, 1985.

– – –, *Patterns of Distress*, Berkeley, CA, Center Press, 1989.

KURTZ, Ron, *Body-Centered Psycotherapy : The Hakomi Method*, Mendocino, CA, LifeRythm, 190.

– – –, *Ce que le corps révèle*, Le Hameau, Paris, 1983.

LEADBEATER, C.W., *Chakras*, Wheaton, IL, The Theosophical Publishing House, 1927.

– – –, *Inner Life*, Wheaton, IL, The Theosophical Publishing House, 1978.

LEWIS, H.R. et M.E. Lewis, *Psychosomatics*, New York, NY, Viking Press, 1972.

LINCOLN, Michael, Ph.D., *Messages from the Body*, Redmond, WA, Talking Hearts, 1991.

LIPTON, Bruce, *The Biology o Complementary Medicine*, 2001.

– – –, *The Biology of Belief*, Santa Rosa, CA, Mountain of Love/ Elite Books, 2005.

LOWEN, Alexander, M.D., *Lecture et langage du corps*, Éditions Saint-Yves, Sainte-Foy, 1974.

LUSCHER, Max, *The Four-Color Personality*, New York, NY, Simon & Schuster, 1977.

–––, *Personality Signs*, New York, NY, Simon & Schuster, 1981.

MARIEB, Elaine, Ph.D., *Essentials of Human Anatomy and Physiology*, San Francisco, CA, Benjamin/Cummings Science Publishing, 2000.

MARTIN, Paul, *The Healing Mind*, New York, NY, Thomas Dunne Books, 1997.

–––, *Messengers to the Brain*, Washington, DC, National Geographic Society, 1984.

McCRACKEN, Thomas, *New Atlas of Human Anatomy*, Metro Books, 2000.

MILLER, Alice, *Le drame de l'enfant doué*, PUF, Paris, 2008.

MOYERS, Bill, *Healing and the Mind*, New York, NY, Doubleday, 1994.

MYSS, Caroline, Ph.D. et Norman SHEALY, M.D., Ph.D., *The Creation of Health*, Walpole, NH, Stillpoint Publishing, 1993.

NELSON, John, M.D., *Healing the Split*, New York, NY, State University of New York, 1994.

NULAND, Sherwin B., *The Wisdom of the Body*, New York, NY, Alfred Knopf, 1997.

NUNN, John, *Ancient Egyptian Medicine*, London, England, University of Oklahoma Press, 1996.

OVERBECK, Carla, *Systems of the Human Body*, Jonesboro, AR, ESP Productions.

ORNSTEIN, Robert et David SOBEL, *The Healing Brain*, New York, NY, Simon & Schuster, 1987.

PADUS, Emrika, *Santé : mode d'emploi : vos émotions et votre santé*, Éditions de Varennes, 1992.

PAGE, Linda, *Healthy Healing*, Traditional Wisdom, Inc., 2003.

PEARL, Eric, Dr., *La reconnexion*, Ariane, Outremont, 2002.

PERT, Candace, Ph.D., *Molecules of Emotion*, New York, NY, Scribner, 1997.

PEARSALL, Paul, *Super Immunity*, New York, NY, McGraw Hill, 1987.

PONDER, Catherine, *The Dynamic Laws of Healing*, Camarillo, CA, DeVorss Publications, 1966.

RAYNER, Claire, *Atlas of the Body*, New York, NY, Rand McNally & Company, 1980.

RESTAK, Richard, M.D., *The Brain*, New York, NY, Bantam Books, 1984.

RITBERGER, Carol, Ph.D., *Your Personality, Your Health*, Carlsbad, CA, Hay House, Inc., 1998.

–––, *What Color is Your Personality ?*, Carlsbad, CA, Hay House, Inc. 2000.

–––, *L'amour, une affaire de personnalité*, Édition AdA Inc., Varennes, 2008.

–––, Module Three, Science and Art of Intuitive Medicine, *The Effects of Emotions, Attitudes and Beliefs on Health*, Cameron Park, CA, The Ritberger Press, 2005.

–––, Module Four, Science and Art of Intuitive Medicine, *Hermetic Anatomy*, Cameron Park, CA, The Ritberger Press, 2006.

ROGERS, Carl, *Le développement de la personne*, InterÉditions, Paris, 2005.

RUSH, M., *Decoding the Secret Language of Your Body*, New York, NY, Simon & Schuster, 1994.

STERNBERG, Esther, M.D., *The Balance Within*, New York, NY, W.H. Freeman and Company, 2000.

TARG, Russel et J.J. HURTAK, Ph.D., *The End of Suffering*, Charlottesville, VA, Hampton Roads Publishing Co., 2006.

TROWBRIDGE, Bob, M.Div., *The Hidden Meaning of Illness*, Virginia Beach, VA, A.R.E. Press, 1997.

WEISSMAN, Darren R., Dr., *Le pouvoir de l'amour infini et de la gratitude*, Édition AdA Inc., Varennes, 2008.

WHITMONT, E.C., *The Alchemy of Healing*, Berkeley, CA, North Atlantic Books, 1994.

WOODBURN, Russel, *Essentials of Human Anatomy*, New York, NY, Oxford University Press, 1988.

WILBER, Ken, *No Boundary : Eastern and Western Approaches to Personal Growth*, Boston, MA, Shambhala Publications, 1985.

Au sujet de l'auteure

─────────── ❧ ─────────────────────────────── ❧ ───────────

Carol Ritberger pratique la médecine intuitive ; chef de file nova-trice dans ce domaine ainsi que dans celui de la typologie de la per-sonnalité, elle anime également une émission à la radio. Carol aide les gens à comprendre comment la personnalité ainsi que l'énergie émotionnelle, psychologique et spirituelle peuvent être à la source de divers maux, maladies et crises existentielles.

Depuis qu'elle a frôlé la mort en 1981, Carol peut littéralement voir l'aura des êtres humains, ce qui lui permet d'identifier les blocages énergétiques qui empêchent le corps de fonctionner adéquatement. Durant plus de 25 ans, elle a effectué des recherches sur l'impact du stress, des émotions et des types de personnalité sur la santé et le bien-être du corps physique. Elle a étudié, entre autres, la psychologie béhaviorale de la personnalité et la médecine béhaviorale. Elle détient un doctorat en philosophie des religions ainsi qu'un doctorat en phi-losophie ésotérique et en science hermétique.

Carol est l'auteure de *L'amour, une affaire de personnalité*, *What Color Is Your Personality ?* ; *Your Personality, Your Health* ; et de *Managing People… What's Personality Got to Do With It ?* Ses livres ont reçu un accueil chaleureux sur le plan national aux États-Unis, pour leur approche innovante dans le domaine de la croissance personnelle. Chaque semaine, elle anime en direct une émission radio diffusée sur Internet (HayHouseRadio.com) ; de plus, elle a participé à des émissions télédiffusées ou radiodiffusées à l'échelle nationale et ses travaux ont été présentés dans diverses publications telles que *Good Housekeeping, Yoga Journal, Woman's World, Men's Health, GQ* ainsi que *Healthy Living.*

Carol est cofondatrice et directrice exécutive du Ritberger Intitute for Esoteric Studies qui offre des programmes de développement personnel et professionnel. L'objectif de l'institut est d'aider les étudiants à développer et utiliser leur intuition sur les plans professionnel, personnel et spirituel. On y propose un éventail de cours, entre autres, un séminaire sur le développement de la personnalité (avec certificat) et une formation en médecine intuitive. L'objectif personnel de Carol est d'influencer la façon dont la médecine allopathique considère les processus de diagnostique et de traitement en lui fournissant des diagnosticiens intuitifs expérimentés et compétents, ainsi que des praticiens holistiques professionnels.

Carol vit en Californie du Nord avec Bruce, son mari, avec qui elle a fondé l'Institut Ritberger.

Pour de plus amples renseignements sur les programmes et les conférences offerts par l'Institut Ritberger, veuillez consulter le site Web : **www.ritberger.com.**